Blickfeld Verlag

Bastian van Burgen

Mein

Ernährungstrainer

©2009 Blickfeld Verlag
Postf.: 221155
04131 Leipzig
www.blickfeld-verlag.de

Blickfeld Verlag

Inhaltsverzeichnis

Bastian van Burgen

Mein

Ernährungstrainer

Einleitung

Herzlich Willkommen!

In den folgenden Wochen werde ich Ihnen Schritt für Schritt die Grundlagen und Wirkungsweisen einer gesunden Ernährung aufzeigen. Ziel ist es, die komplexen Zusammenhänge auch für Menschen nachvollziehbar, verständlich und nutzbar zu machen, die keine Fachleute sind.
Das Buch gliedert sich wie ein Seminar in einzelne Kapitel, die aufeinander aufbauen.
Sie beinhalten sowohl theoretisches Wissen als auch praktische Anleitungen für den Alltag.

Aufteilung

Kapitel 1:   Kohlenhydrate

Kapitel 2:   Fette

Kapitel 3:   Eiweiße

Kapitel 4:   Wasser

Kapitel 5:   Vitamine, Vitaminoide

Kapitel 6:   Mineralstoffe, Spurenelemente

Kapitel 7:   sekundäre Pflanzenstoffe

Kapitel 8:   Grundlagen einer gesunden Ernährung

Dieses Buch gibt Ihnen die Möglichkeit, Ihre Ernährungsgewohnheiten selbständig zu analysieren und gemäß Ihrer Zielsetzung Schritt für Schritt zu verändern.

Nutzen Sie Ihr Potential!

Bevor Sie jedoch mit dem Lesen beginnen, empfehle ich Ihnen, ein Ernährungsprotokoll zu führen, in dem Sie ihre Ernährungsgewohnheiten detailliert festhalten. Dieses Protokoll führt Ihnen Ihre bisherigen Gewohnheiten klar vor Augen. Mit dem erworbenen Wissen können Sie diese dann, wie ein Ernährungsberater auch, analysieren und falls nötig entsprechend verändern. Bitte beginnen Sie deshalb jetzt mit dem Protokoll, da Sie es mindestens eine Woche führen sollten, um sich einen ersten Überblick zu verschaffen.
Folgende Punkte sollten unbedingt enthalten sein:

a)Datum & Wochentag
b)Uhrzeit der Mahlzeit, auch alle Zwischenmahlzeiten
c)Beschreibung der Lebensmittel
d)Portionsangabe: Wie viele Portionen? groß, mittel, klein?
e)alle Getränke
f)Aufsteh-& Bettzeit

Beispiel für ein einfaches Ernährungsprotokoll

Montag, den 08.12.08:

6.50 Uhr: Aufstehen
7.30 Uhr: Frühstück
2 helle Weizenbrötchen (normale Größe) mit Margarine (dünn) und 4 Scheiben Schnittkäse (40%Fett); 2 Tassen Kaffee mit Milch & je 2 TL Zucker

10.30 Uhr: ein kleiner Apfel, 1 Croissant mit Nougat-Füllung

13.00 Uhr: Mittag (Kantine):
Spaghetti mit Tomatensoße und Reibekäse (ca.40% Fett)-große Portion; 0,5 L Cola

16.00 Uhr: Vesper:
1 Stck. Kirschkuchen-mittel;
2 Tassen Kaffee mit Milch & je 2 TL Zucker

20.30 Uhr: Abendbrot:
4 Scheiben dunkles Mischbrot mit Margarine(dünn), je 2 Scheiben
Kochschinken (Schwein, 30% Fett) & Salami (Schwein, 35% Fett);
2 Gläser Rotwein, trocken

23.00 Uhr: Bettzeit

Ich wünsche Ihnen

Viel Spaß   und

Viel Erfolg!

Bastian van Burgen

Mein

Ernährungstrainer

Kapitel 1:

Kohlenhydrate

Kapitel 1

Kohlenhydrate

Allgemein

Ohne Energiezufuhr könnten wir nicht leben.
Kohlenhydrate ("Zucker") sind die schnellen Energielieferanten für Körper und Geist.
Ein Gramm Kohlenhydrate hat die Energie von etwa 4 Kilokalorien.
Wir brauchen Energie, um zu denken, uns zu bewegen, zur Aufrechterhaltung der Körpertemperatur, ja selbst beim Schlafen verbrauchen wir Energie.
Grundsätzlich gilt: Je größer die Anstrengung, umso mehr Energie benötigen wir.
Diese Energie kann dem Körper am schnellsten in Form von Kohlenhydraten zur Verfügung gestellt werden, aber auch durch Eiweiße oder Fette. Deshalb werden Kohlenhydrate auch als nicht essentiell, das heißt nicht lebensnotwendig für den Körper, eingestuft.
Doch Kohlenhydrate sind nicht gleich Kohlenhydrate.
Sie bestehen biochemisch gesehen, wie Halsketten auch, aus unterschiedlich vielen Kettengliedern. Je mehr Glieder, desto länger ist die Kette.

Einteilung

Anhand ihrer Kettenlänge werden sie folgendermaßen eingeteilt:

Gruppe	Beispiele
Einfachzucker (1 Kettenglied)	Traubenzucker (Dextrose), Fruchtzucker(Fructose),Glucose
Zweifachzucker (2 Kettenglieder)	Haushaltszucker(Saccharose), Milch- (Lactose) und Malzzucker (Maltose)
Mehrfachzucker (3-10 Kettenglieder)	Maltodextrin
Vielfachzucker (ab 10 Kettenglieder)	Stärke
Ballaststoffe (gehören zu Vielfachzuckern)	Stützelemente in Pflanzen

Im Verdauungsprozess werden die Ketten bis in ihre einzelnen Glieder bzw. in den Einfachzucker Glucose zerlegt. Nur so können sie über das Blut in die Zellen gelangen, wo aus ihnen Energie gewonnen wird.
Glucose kann der Körper aber nur begrenzt speichern, ein Überschuss führt zur Umwandlung und nachfolgender Speicherung in Form von Fett. Diesen Prozess wollen wir uns nun einmal genauer anschauen, da er ganz entscheidend ist.
Leider gehört einiges an Hintergrundwissen dazu, das ich Ihnen nicht ersparen kann. Ich werde es aber so verständlich wie möglich machen.

Das Insulin und seine Auswirkungen auf den Organismus

Der vom Körper durch die Verdauung gewonnene und dann ins Blut abgegebene Zucker (die Glucose) ruft ein Hormon auf den Plan, welches für die Energiegewinnung unerlässlich ist: das *Insulin*.
Insulin ist das stärkste aufbauende Hormon , was vielleicht einige schon bemerkt haben.
Ohne das Insulin würden wir überzuckern und sterben.
Es sorgt u. a. dafür, dass der Zucker aus dem Blut in die Zellen gelangt, wo er in Energie umgewandelt wird.
Je höher der Blutzuckerspiegel, desto mehr Insulin wird ausgeschüttet.

Wenn ein Überangebot an Zucker vorhanden ist, die Zellen also voll sind und sich trotzdem noch eine größere Menge Zucker im Blut befindet, der momentan aber nicht benötigt wird, speichert unser Körper diesen Überschuss, da ja nichts verschenkt werden soll.

Dazu wird der überflüssige Zucker in Fett umgewandelt und eingelagert. Der Zuckerspiegel sinkt nun und der Insulinspiegel kann ebenfalls abfallen.

Je höher also der Zuckerspiegel steigt, d.h. je mehr Kohlenhydrate mit der Nahrung aufgenommen werden, desto höher steigt beim gesunden Menschen der Insulinspiegel und desto mehr Zucker kann in Fett umgewandelt werden.

Das ist sicherlich bei den meisten von Ihnen nicht unbedingt das Ziel, also sollte man doch zumindest theoretisch versuchen soviel Kohlenhydrate aufzunehmen, dass der Bedarf gedeckt ist, aber möglichst kein Fett angelagert wird.

Hier wird es problematisch, da der tatsächliche momentane Bedarf von einer Vielzahl von Faktoren abhängt (Belastung, Alter, Konstitutionstyp etc.) und genau nur unter Laborbedingungen ermittelt werden könnte.

Die Wenigsten von uns haben aber derartige Möglichkeiten.

Weiterhin wirken sich Lebensmittel, insbesondere Kohlenhydrate, sehr unterschiedlich auf den Zucker- und dadurch den Insulinspiegel aus.

Manche sorgen für einen schnellen, hohen Anstieg des Blutzuckers mit schnell folgendem Rückgang (große Schwankung =große Gefahr der Fetteinlagerung), andere für einen länger anhaltenden und gleichmäßigeren Pegel (geringere Gefahr).

Die hohen Schwankungen können auch noch einen anderen, sehr unerfreulichen Effekt auf die Gesundheit haben.

Hormone, wie das Insulin, wirken nämlich als Informationsüberbringer an bestimmte Zellen im Körper, die damit zu bestimmten Aktionen (z.B.: Energiebereitstellung oder Speichern der Energie in Form von Fett) aufgefordert werden.

Die Zellen haben eine Art Antennen, die unbedingt notwendig sind, um diese Informationen zu empfangen und die entsprechende Aktionen einzuleiten.

Durch permanente Überlastung aufgrund ständiger, starker Schwankungen können die Insulin- Antennen "abstumpfen".

Ist das der Fall, werden die Informationen schlechter "empfangen" und es muss noch mehr Insulin produziert werden, um diese Verschlechterung zu kompensieren.
Doch je mehr und mehr Insulin produziert wird, desto weiter stumpfen die Antennen ab.
Diabetes Typ 2 ("Altersdiabetes") ist die Folge.
Ein Teufelskreis beginnt und irgendwann kann die Insulinproduktion ganz zusammenbrechen, da die Bauchspeicheldrüse dauerhaft überlastet und geschädigt wird.
Ist das dann der Fall, muss Insulin, wie auch bei Diabetes Typ 1, medikamentös zugeführt werden.
Diabetes bringt leider oftmals sehr unerfreuliche Begleiterscheinungen mit sich, wie den diabetischen Fuß, Gefäßerkrankungen und Adipositas.
Besonders Menschen mit möglicher erblicher Vorbelastung (Diabetes Typ 2 in der Familie) sollten deshalb Lebensmittel, die hohe Blutzuckerschwankungen verursachen, weitestgehend meiden.
Zu große Schwankungen sorgen zudem auch für den sogenannten Heißhunger, da der Zuckerspiegel schnell ansteigt, durch hohe Insulinausschüttung aber kurz danach extrem wieder abfällt. Dabei kann der Zuckerspiegel unter den Normalwert fallen.
Man verspürt nun wieder ein starkes Hungergefühl und beginnt zu essen, obwohl man gerade erst etwas zu sich genommen hat.
Dieses Phänomen ist besonders bei Süßigkeiten zu beachten, die zusätzlich noch die Ausschüttung von Glückshormonen bewirken können.
Je mehr Süßes man zu sich nimmt, desto mehr gewöhnt man sich außerdem an den Geschmack. Das hat, über einen längeren Zeitraum gesehen, meist einen unbewussten Anstieg des Zuckerkonsums zur Folge.
Auch die Fettverbrennung funktioniert nur eingeschränkt oder gar nicht, da ein hoher Insulinspiegel diese verhindert (der Körper denkt, er bekommt Energie, also geht er nicht an seine Reserven).
Zudem kann Zucker unter bestimmten Voraussetzungen karamellisieren (z. Bsp. bei Sonneneinstrahlung, Zigarettenrauch→ freie Radikale), kleine Blutgefäße und Zellen können dann verkleben, die Versorgung wird gestört und die betroffenen Zellen altern dadurch wesentlich schneller (z.B. "Altersflecken").
Auf Dauer wirken sich diese Umstände nicht sonderlich positiv auf die Figur, das Aussehen, die Leistungsfähigkeit und die Gesundheit im Allgemeinen aus.

Sie sehen also, ein dauerhaft hoher Zuckerkonsum ist nicht zu empfehlen.

Der glykämische Index

Deshalb analysierte man kohlenhydratreiche Lebensmittel und legte einen
Index fest, mit dem die Blutzuckerschwankungen angezeigt werden: den
glykämischen Index ("Zuckerindex").
Mittlerweile sind ein Großteil der Lebensmittel auf diesen glykämischen
Index untersucht und Dauer und Höhe der Schwankungen festgestellt.
Lebensmittel mit einem glykämischen Index bis 50 verursachen eine
geringe Schwankung, sind also unbedenklich.
Lebensmittel mit einem glykämischen Index von 51 bis etwa 70
verursachen mittelmäßige Schwankungen und sind, außer in Unmengen
oder zusammen mit viel Fett genossen, in Ordnung.
Lebensmittel mit einem Wert ab 70 verursachen hohe bis sehr hohe
Schwankungen, die Gefahr anzusetzen ist hier also besonders stark.
Leider machen die Lebensmittel mit einem höheren glykämischen Index
bei vielen den Hauptbestandteil der Nahrung aus.

Am Ende dieses Kapitels finden Sie natürlich eine Auflistung mit
entsprechend eingeteilten Lebensmitteln!

Da, wie bereits erwähnt, die Kohlenhydrate zur Energiegewinnung in ihre
kleinste Einheit zerlegt werden müssen, ging man bislang davon aus, dass
die Art der jeweiligen Kohlenhydrate für die Schwankung maßgebend ist.
Man dachte, je länger die chemische Verbindung (Kettenlänge), desto
länger die Verdauungszeit und desto geringer der Anstieg des
Blutzuckerspiegels und damit der Insulinausschüttung. Also sollte man
Mehr- und vor allem Vielfachzucker bevorzugen, da deren Verdauung
länger dauert und deshalb die Freisetzung des Zuckers im Blut
zeitverzögerter und gleichmäßiger verläuft als z.B. bei den
Einfachzuckern.
In diesem Falle würde die Gefahr, Fett einzulagern und je nach
individueller Veranlagung an Diabetes zu erkranken, entsprechend
gesenkt werden.
Mittlerweile stellte man aber fest, dass daneben auch noch andere
Faktoren auf den glykämischen Index eines Nahrungsmittels einwirken.

Diese Faktoren sind:

1.) Die Verarbeitung

Durch die industrielle Verarbeitung der Lebensmittel heutzutage gehen viele wertvolle Stoffe verloren.
Ein Beispiel ist Auszugsmehl.
Durch die industrielle Verarbeitung wird die Hülle des Korns abgeschält und nur noch die Stärke im Inneren des Korns zu Mehl verarbeitet.
In dieser Hülle aber befinden sich wertvolle Stoffe, wie z. B.: Vitamine, Mineral- und Ballaststoffe.
Die Vitamine und Mineralstoffe braucht der Körper aber auch zur Energiegewinnung. Da diese nun nicht ausreichend vorhanden sind, muss sie der Körper von anderen Orten, beispielsweise dem Gehirn, abziehen, was auf Dauer die Leistung mindern kann. Oder er speichert die aufgenommene Energie in Form von Fett.
In diesem Zusammenhang spricht man auch von *leeren Kalorien*, da der Körper sie nur sehr schwer zur Energiegewinnung nutzen kann.
Leere Kalorien befinden sich vor allen Dingen in Auszugsmehl, aber auch in raffiniertem Zucker (Haushaltszucker) und in Alkohol.
Die in der Hülle des Korns ebenfalls enthaltenen *Ballaststoffe* sorgen dafür, dass der Blutzuckerspiegel wesentlich langsamer und gleichmäßiger ansteigt. Ein hoher Anteil an Ballaststoffen in der Nahrung ist deshalb ratsam.
Im Übrigen haben Ballaststoffe noch eine Reihe anderer positiver Eigenschaften. Sie entgiften den Körper, sättigen sehr gut, können den Cholesterinspiegel senken und tragen zu einer gesunden Verdauung bei.
Sie befinden sich vor allem in naturbelassenem Obst, Gemüse, Getreide und Hülsenfrüchten.
Je mehr die Nahrungsmittel aber verarbeitet werden, desto mehr gehen sie verloren. Dies beginnt bereits beim Zerkleinern z.B. zu Mehl (auch Vollkornmehl hat bereits einen geringeren Anteil).
Da die Ballaststoffe beim Auszugsmehl durch die Verarbeitung nun fast gänzlich entzogen wurden, steigt der Blutzuckerspiegel rasant an und wir haben einen hohen glykämischen Index, obwohl Stärke ja eigentlich zu den Vielfachzuckern gehört.

Eine Umstellung von ballaststoffarmer auf ballaststoffreiche Kost sollte langsam und schrittweise erfolgen, da sich unser Verdauungssystem erst umgewöhnen muss.

2.) Die Zubereitung

Durch das Erhitzen der kohlenhydratreichen Nahrungsmittel ändert sich
deren Struktur, sie werden schneller verdaut und der Blutzuckerspiegel
steigt dadurch schneller bzw. höher an.
Je länger und stärker man sie erhitzt, desto höher steigt der glykämische
Index.
Andere wichtige Stoffe wie bestimmte Vitamine können durch Erhitzen
zusätzlich zerstört werden.
Zubereitungen wie in der mediterranen und asiatischen Küche (Thai),
dämpfen und schonendes Garen sind deshalb empfehlenswert.

Süß- und Zuckeraustauschstoffe

Viele Menschen ersetzen den Zucker durch *Süß- bzw.
Zuckeraustauschstoffe*, weil sie der Meinung sind, dass dann der
Blutzuckerspiegel nicht oder nur sehr gering ansteigt und demzufolge die
Gefahr Fett anzusetzen wesentlich geringer ist (Zuckeraustauschstoffe
haben wenig Kalorien, Süßstoffe keine).
Leider weiß das der Körper nicht.
Durch den Geschmack der Süße setzt er in freudiger Erwartung große
Mengen Insulin frei (je süßer desto mehr), denn er "denkt" ja, es ist jede
Menge Zucker unterwegs.
Der Blutzuckerspiegel jedoch steigt nicht an, weil kein oder nicht
ausreichend Zucker kommt, sondern er fällt aufgrund der starken
Insulinausschüttung.
Das Fallen unter den Normalwert bewirkt nun wieder den sogenannten
Heißhunger. Gleichzeitig können freie Fettsäuren, die vorher vielleicht
zur Energiegewinnung bestimmt waren, direkt ansetzen, ohne dass
überhaupt Energie in nennenswertem Maße aufgenommen wurde.

Dieser Mechanismus ist übrigens auch bei vielen Diät- bzw.
Lightprodukten zu beobachten.

Zufuhrempfehlungen

Die Zufuhrempfehlungen variieren je nach individuellen Voraussetzungen (z.b.: Konstitutionstyp, körperlichen Belastungen, Alter) und Zielen sehr stark, sie liegen etwa zwischen 40% (Anteil an der durchschnittlichen Gesamtenergiezufuhr pro Tag) z. B. bei dem Ziel der Gewichtsreduktion und 60-65% bei bestimmten Sportarten.
Entscheidend ist vor allem aber die Art der Kohlenhydrate (glykämischer Index).

Zusammenfassung

1.) Kohlenhydrate bringen am schnellsten Energie, sind jedoch nicht lebensnotwendig, da diese Energie auch aus Fetten und Eiweißen gewonnen werden kann.

2.) Der glykämische Index ist entscheidend, Lebensmittel mit einem niedrigen bis mittleren glykämischen Index sind deutlich zu bevorzugen.

3.) Nutzen Sie vorrangig frische, ballaststoffreiche und schonend verarbeitete bzw. schonend zubereitete Kohlenhydratquellen.

4.) Ein maßvoller Umgang mit Süß- und Zuckeraustauschstoffen ist äußerst ratsam.

Ihre persönliche Orientierungsaufgaben

Analysieren Sie Ihr Ernährungsprotokoll:
Wie hoch ist der etwaige Anteil an Kohlenhydraten in Ihrer Ernährung im Durchschnitt?

Handelt es sich vorrangig um Kohlehydrate mit eher niedrigem, eher mittlerem oder eher hohem glykämischen Index?

Nutzen Sie dazu die Angaben über Inhaltsstoffe und Nährwerte auf den Packungen bzw. die folgenden Listen und notieren Sie sich die Ergebnisse!

Wie versprochen folgt nun eine Auswahl an entsprechend eingeteilten Lebensmitteln:

kohlenhydratreiche Lebensmittel mit eher niedrigem glykämischen Index, uneingeschränkt empfehlenswert

Früchte, Säfte
Acerola, -saft; Apfel, -saft, Apfelkompott, Apfelmus ungesüßt; Birne; Brombeeren; Himbeeren; Heidelbeeren; Holunderbeeren; Johannisbeeren; Erdbeeren; Sanddornbeeren; Stachelbeeren; Kirschen; Limone; Mandarine; Nektarine; Orange; Passionsfrucht; Pfirsich; Pflaume; Preiselbeeren; Rhabarber; Granatapfel; Grapefruit, Zitronen (alle als Saft, ohne Zuckerzusatz)

Gemüse
alle unverarbeiteten Gemüse und Nüsse **außer:** Kürbis; Süßkartoffel; Kidney-Bohnen; Zuckermais; Rahmspinat; Erbsen; Mais; rote Beete und schwarze Oliven

Getreide, Mehl, Brot, Nudeln, Schokolade, Gerichte
Hafer, Haferlocken, Haferkleie, Haferbrei; Früchtemüsli ohne Zucker; Roggenflocken, Roggenschrot, Roggenvollkornmehl; Weizenkeime, Weizenkleie; Dinkel, Gerste, Buchweizen, Weizen, Roggen(alle als Vollkornprodukte); Pumpernickel; Mehrkornbrot (Vollkorn, Schrot); Roggenbrot; Pellkartoffeln mit Quark; Vollkornnudeln; Hartweizengrießnudeln "bissfest"; Naturreis, Wildreis, parboiled Reis; Vollkorn-Pizza mit Gemüse, Bitterschokolade ab 70% Kakao; Gemüsebolognese, -eintopf; Minestrone; Kohlsuppe; Käsetortellini; Wasser; Hülsenfrüchte, Sojaprodukte ungezuckert; Wein und Sekt (trocken); Klarer, Wodka, Whiskey und Gin (alle pur)

kohlenhydratreiche Lebensmittel mit einem eher mittleren glykämischen Index, eingeschränkt empfehlenswert

Früchte, Säfte
Ananas; Aprikose; Banane (gelbgrün); Honigmelone; Kiwi; Mango;
Papaya; Datteln; Feige; Hagebutten; Mirabellen; Rosinen; Wassermelone;
Weintrauben; Multivitaminsaft, ohne Zucker; Traubensaft

Gemüse
Kürbis; schwarze Oliven; rote Beete; Süßkartoffel; Zuckermais;
Rahmspinat; Erbsen; Kidney- Bohnen

Getreide, Mehl, Brot, Nudeln, Gerichte
Couscous; Essiggurken (Glas); Nasi-Goreng; Bami-Goreng;
Studentenfutter; Ballaststoff-& Buchweizenflakes; Haferflocken (instant);
Graupen; Gries, (-brei); Mais; Roggenmehl (815); Fladenbrot; Graubrot;
Vollkornknäckebrot; Vollkorntoast; Weizenmischbrot; Gnocchi;
Kartoffelsuppe; Käsespätzle; Langkorn -(poliert) & Basmati- Reis;
Reisbrei; Pfannkuchen; Paella; Zwiebelkuchen; Bitterlimo; Wein und
Sekt (halbtrocken)

kohlenhydratreiche Lebensmittel mit einem eher hohen glykämischen Index, nicht empfehlenswert

Früchte, Säfte
Banane, reif, getrocknet, -nektar; Dosenobst; Litschis; Säfte mit Zuckerzusatz; Nektar

Getreide, Mehl, Brot, Nudeln, Gerichte
Haushaltszucker; Cornflakes; Instantsuppen; Frühlingsrolle; Erdnussflips; Chips; Döner; Knäckebrot; Toast; Weizenmehl (405, auch Teig); Molke mit Fruchtgeschmack; Hamburgerbrötchen; Müsli mit Zucker; Stärke; Weißbrot, -brötchen; Baguette; Laugenbrezel; Bratkartoffeln; Kroketten; Kartoffelpuffer, -püree (Fixprodukt), Kartoffeln gebacken; Pommes Frites; Milchreis mit Zucker; Risotto; Schnellkochreis; Kondensmilch gezuckert; Cola; Limonaden (süß); Nougat; Vollmilchschokolade; Kuchen; Traubenzucker; Marmelade gezuckert; Eiscreme; Pralinen; Popcorn (süß); Kekse; Waffeln; Eistee; Gerstenmalzgetränk, Kakaogetränk mit Zucker; Malzkaffee; Malzbier; Bier; Likör; alkohol. Mixgetränke

Bastian van Burgen

Mein

Ernährungstrainer

Kapitel 2:

Fette

Kapitel 2

Fette

Allgemein

Fette sind die wichtigsten Energiespeicher des Körpers und liefern die meiste Energie.
Ein Gramm Fett liefert etwa 9 kcal, 1 Gramm Kohlenhydrate oder Eiweiß dagegen nur etwa 4 kcal.
Sie sind praktisch unbegrenzt speicherbar.
Fette haben neben der Rolle als Energiespeicher noch viele andere wichtige, zum Teil sehr unterschiedliche, Funktionen.
Sie sind wichtig als Geschmacksträger, für die Bildung von Hormonen, als Polster für die inneren Organe, für den Schutz der Haut, für den Transport und die Wirkung bestimmter Vitamine, zum Erhalt der Körpertemperatur und auch als Baustein neuer Zellen.
Fette sind also von entscheidender Bedeutung für den Menschen.
Doch auch hier gilt: Fett ist nicht gleich Fett.
Man unterscheidet zwischen verschiedenen Formen bzw. Arten mit sehr unterschiedlichen Wirkungsspektren.
Um diese Spektren zu beleuchten, werden wir auch hier nicht um ein wenig Theorie herumkommen, ich versuche aber, es so kurz und verständlich wie möglich zu machen.
Die Fette und Öle, die wir mit der Nahrung zur Energiegewinnung aufnehmen, gehören zu den Neutralfetten, wobei der Begriff Öl bezeichnend für die flüssige und Fett für die festere Form ist.
Sie bestehen immer aus Glycerin und 3 Fettsäuren.
Die einzelnen Fette variieren nur in ihren Bestandteilen, den Fettsäuren (FS), deren Sättigung und Länge.
Das heißt: Fette werden, wie Kohlenhydrate auch, anhand der unterschiedlichen Kettenlängen, aber auch anhand der Bindung zwischen den einzelnen Kettengliedern (Sättigung) unterschieden.

Einteilung

Die gesättigten und ungesättigten Fettsäuren

Man unterscheidet zunächst zwischen den *gesättigten* und den
ungesättigten Fettsäuren.
Bei den ungesättigten fehlt, im Gegensatz zu den gesättigten, mindestens
ein Wasserstoffatom (H). Dadurch entsteht eine Doppelbindung zwischen
mindestens zwei Kettengliedern (sonst würde die Kette
auseinanderfallen).
Eine Sättigung liegt also nicht vor, daher der Name *ungesättigt*.
Liegt nur eine dieser Doppelbindungen vor, spricht man von einfach
ungesättigten Fettsäuren.
Am bekanntesten ist hier die Ölsäure.

Die mehrfach ungesättigten Fettsäuren

Nun fehlt bei einigen Fettsäuren mehr als ein Wasserstoffatom, d.h., es
liegen mehrere Doppelbindungen vor, diese Fettsäuren werden deshalb
als *mehrfach ungesättigt* bezeichnet.

$$O \diagdown \!\!\!\!\!\diagup C_1 - C_2 - C_3 - C_4 - C_5 - C_6 - C_7 - C_8 - C_9 = C_{10} - C_{11} - C_{12} = C_{13} - C_{14} - C_{15} - C_{16} - C_{17} - C_{18} - H$$

Beispiel: die mehrfach ungesättigte Linolsäure (2 Doppelbindungen,=, rot),eine Omega6 -FS

Um die Verwirrung jetzt komplett zu machen, unterscheidet man die
mehrfach ungesättigten Fettsäuren nun noch einmal, und zwar anhand der
Stelle , an der sich die letzte Doppelbindung vom Ende der Kette aus
gesehen befindet.
Das sind die *Omega 3* (früher Vitamin F genannt, letzte Doppelbindung
an 3. Stelle vom Ende der Kette aus) und die *Omega 6* Fettsäuren (letzte
Doppelbindung an 6. Stelle vom Ende der Kette aus).
Alles klar??
Sie brauchen ja keine Biochemiker zu werden, diese Erläuterungen
dienen jedoch dem Verständnis der Namensgebung und der Unterschiede
in der Struktur.

Wichtig ist zu wissen, dass es gesättigte, einfach oder mehrfach ungesättigte bzw. Omega Fettsäuren gibt.
So unwesentlich wie das nun auf den ersten Blick erscheint, ergeben sich gravierende Unterschiede bezüglich ihrer Wirkung auf den Körper.

Auswirkungen und Vorkommen

Die gesättigten Fettsäuren

Die *gesättigten Fette* machen bei den meisten Menschen hierzulande den größten Teil der Fettzufuhr aus.
Leider, denn sie haben in diesen Mengen negative Auswirkungen auf den Körper.
Bei dauerhaft hohem Konsum erhöhen sie das "schlechte" LDL-Cholesterin und steigern die Gefahr von Gefäßablagerungen erheblich.
Dadurch können sie Herz-Kreislauferkrankungen (Herzinfarkt, Schlaganfall, Durchblutungsstörungen) wesentlich fördern.
Außerdem setzen sie hervorragend an.
Sie befinden sich vor allem in Butter, Sahne, Käse, sonstigen fetten Milchprodukten, Wurst und fettem Fleisch.

Die einfach ungesättigten Fettsäuren

Die *einfach ungesättigten* dagegen nehmen wir in unseren Breiten, im Vergleich zu den gesättigten Fettsäuren, eher zu wenig auf, obwohl sie sehr positive Eigenschaften besitzen.
Sie senken das Gesamtcholesterin und das "schlechte" LDL- Cholesterin und können so das "gute" HDL- Cholesterin indirekt erhöhen. Dadurch stabilisieren sie die Blutfette und senken das Risiko von Herz-Kreislauferkrankungen beträchtlich.
Sie sollten den höchsten Anteil an unserer Fettzufuhr ausmachen und befinden sich vor allem in Nüssen, Avocados, Oliven und pflanzlichen Ölen.

Am Ende des Kapitels werden verschiedene Öle und Fette verglichen.

Die mehrfach ungesättigten Fettsäuren

Kommen wir nun zu den *mehrfach ungesättigten*, den *Omega3* und den *Omega6* Fettsäuren, die in der letzten Zeit eine starke Aufmerksamkeit erfahren haben.

Beide Gruppen gehören, im Gegensatz zu den gesättigten und einfach ungesättigten, zu den sogenannten essentiellen Fettsäuren.

Das heißt, sie sind unbedingt mit der Nahrung aufzunehmen, da sie von entscheidender Bedeutung sind und der Körper sie selbst nicht oder nicht in ausreichender Menge herstellen kann.

Vereinfacht könnte man sagen, dass *Omega3* Fettsäuren eher entzündungshemmend, gerinnungshemmend und gefäßerweiternd, *Omega6* (außer GLA) dagegen eher entzündungsfördernd, gerinnungsfördernd und gefäßverengend wirken.

Da beide dasselbe Enzymsystem (ohne dass sie der Körper nicht verwerten kann) beanspruchen, können sie sich gegenseitig in der Aufnahme behindern.

Beide haben zahlreiche wichtige Funktionen im Körper (u.a. Hormonbildung), entscheidend ist das Verhältnis der Fettsäuren zueinander!

Die meisten Menschen in der westlichen Welt nehmen, bedingt durch ihre Ernährungsgewohnheiten, zu wenig Omega3, dafür zu viel Omega6 und gesättigte Fettsäuren zu sich , dadurch sind Herz- Kreislauf- und Gefäßerkrankungen hier sehr verbreitet.

Bei den Inuit (Eskimos) dagegen ist es genau anders herum.

Sie kennen so gut wie keine Herzinfarkte, haben aber oft Probleme mit der Blutgerinnung.

Doch schauen wir uns Funktionen und Vorkommen einmal genauer an:

Die Omega3 Fettsäuren

Fettsäuren	Funktion	Vorkommen
α-Linolenäure	keine direkte Wirkung auf den Körper, wird beim Erwachsenen nur zu etwa 5-10% in EPA umgewandelt!, pflanzlich	Lein-, Soja-, und Rapsöl
EPA (Eicosapentaensäure)	gerinnungs-, entzündungshemmend, gefäßerweiternd; Weiterverarbeitung in DHA (und auch zurück); Bestandteile der Zellwände	Seefische (Makrele, Lachs, Thunfisch, Hering)
DHA (Docosahexaensäure)	wichtig für Augen-& Hirnfunktion (besonders in der Entwicklung), blutdrucksenkend, Bestandteile der Zellwände	Seefische

Da die pflanzliche α-Linolensäure nur zu etwa 5-10% vom Körper umgewandelt wird, sie aber sonst keine direkte Wirkung hat, erübrigt sich die Frage, ob Omega3 Fettsäuren pflanzlichen Ursprungs gleichwertig mit denen tierischen Ursprungs sind!
Anzumerken ist jedoch, dass große, langlebige Seefische, wie z.B. der Thunfisch, aufgrund der Verschmutzung der Meere toxisch belastet sein können, kleinere dagegen, wie z.B. Hering, Makrele, aber auch der Lachs, sind unbedenklich.
Eine Zufuhr über Fischölkapseln in Maßen ist möglich, es sollten aber hochwertige Produkte bevorzugt werden, die dunkel gelagert werden, da das Öl leicht oxidiert.

Die Omega6 Fettsäuren

Fettsäuren	Funktion	Vorkommen
GLA (Gamma-Linolenäure)	stark entzündungshemmend (Rheuma), gefäßerweiternd, wichtig für Hirnfunktion & Blutfluß	Nachtkerzen-, Schwarzkümmel-, Borretschöl
Linolsäure	wird im Körper sowohl zu GLA, als auch zu AA umgewandelt	Margarine, Diestel-, Soja- und Sonnenblumenöl
Arachidonsäure (AA)	stark entzündungsfördernd, erhöht Thromboserisiko	Fleisch, Milch & Milchprodukte, Schmalz

Besonders die GLA spielt bei der Behandlung und Linderung von vorwiegend entzündlichen Erkrankungen wie Polyarthritis, multipler Sklerose, Neurodermitis, aber auch bei Heuschnupfen und Allergien, aufgrund ihrer entzündungshemmenden Wirkung eine wichtige Rolle. Berichtet wurde auch über positive Wirkungen bei Magenproblemen, PMS, Herz-Kreislaufproblemen, Kopfschmerzen und sogar Depressionen.
Lebensmittel mit einem hohen Anteil an Arachidonsäure (AA) dagegen sollte von Menschen mit entsprechenden Beschwerden möglichst gemieden werden.
Bitte befragen Sie dazu Ihren Arzt.
Aufgrund der in diesen Regionen verbreiteten Ernährungsgewohnheiten ist der Anteil an Omega6 Fettsäuren, besonders der an Arachidonsäure, in der Nahrung meist deutlich erhöht, so dass die Gefahr besteht, das Immunsystem dauerhaft zu aktivieren und möglicherweise fehlzuleiten (Allergien, chronische Entzündungen).
Sie sehen also, das Verhältnis der Fettsäuren in unserer Nahrung ist von entscheidender Bedeutung!

Das Verhältnis von Omega6 zu Omega3 sollte bei etwa 4 zu 1 liegen.

Trans- Fettsäuren

Es existiert aber auch noch eine andere Gruppe von Fettsäuren, die
sogenannten *Trans-Fettsäuren*.
Trans- Fettsäuren können durch Mikroorganismen gebildet werden,
entstehen hauptsächlich aber bei der industriellen Herstellung von
Nahrungsmitteln zur längeren Haltbarkeit, bei der Härtung von Margarine
(sonst wäre sie flüssig) und bei Überhitzung.
Die Entstehung ist abhängig von der unterschiedlichen Hitzebeständigkeit
der einzelnen Fettsäuren, z.B. beim Braten oder Frittieren, kann jedoch
schon ab etwa 130 Grad Celsius beginnen.
Sie sind in vielen, vor allen Dingen industriell verarbeiteten,
Lebensmitteln enthalten und werden vom Körper wie die gesättigten FS
behandelt. Sie sind jedoch noch weitaus schädlicher für unseren
Organismus.
Sie erhöhen das "schlechte" LDL- Cholesterin und senken das "gute"
HDL- Cholesterin sehr stark. Dadurch steigt die Gefahr von Herz-
Kreislauferkrankungen immens, noch wesentlich stärker als bei den
gesättigten Fetten.
Weiterhin stehen sie im Verdacht, bei dauerhaft erhöhtem Konsum
Bluthochdruck, Allergien, Diabetes und möglicherweise auch bestimmte
Krebserkrankungen zu fördern.
Da der Körper aufgenommene Trans- Fettsäuren auch als Zellbaustein
nutzt, diese aber sehr zäh und fest sind, können sie die
Nährstoffaufnahme der Zellen erheblich behindern. Denn die Zellen
werden wesentlich undurchlässiger und dadurch deutlich schlechter mit
Sauerstoff und anderen Nährstoffen versorgt, sie "verkleben".
Auch Fette müssen zur Energiegewinnung (Fettverbrennung) in die
sogenannten Zellkraftwerke (Mitochondrien) geschleust werden, die sich
direkt in den Zellen befinden, dieser Prozess wird nun ebenfalls
eingeschränkt.
Der Gouverneur von Kalifornien, Arnold Schwarzenegger, hat künstlich
erzeugte Transfettsäuren ab 2011 ganz verboten, in Dänemark ist ein
Anteil von unter 2% gesetzlich vorgeschrieben.

In Deutschland sieht man momentan keinen Handlungsbedarf.

Meiden Sie trotzdem weitgehend die Trans- Fettsäuren, die durch
industrielle Verarbeitung entstanden sind! Sie sind bei vielen
Lebensmitteln auf der Zutatenliste bzw. den Inhaltsangaben als
"pflanzliche Öle, gehärtet" oder "Pflanzenfett" aufgeführt.

Braten Sie nicht zu lange oder zu heiß und nutzen Sie geeignete Öle möglichst nur einmal (siehe auch Liste am Ende des Kapitels).
In Restaurants und vor allem in Imbissbuden werden Frittieröle meist mehrfach benutzt.
Verwenden Sie Reformmargarine, diese wird anders verarbeitet als normale Margarine (Zusatz "ungehärtet").

Die fettähnlichen Substanzen

Neben den bis jetzt beschriebenen Neutralfetten gibt es noch eine zweite Gruppe von Fette, die wir uns noch kurz anschauen sollten- *die fettähnlichen Substanzen.*
Zu den fettähnlichen Substanzen gehören:

Das Cholesterin

Cholesterin hat eine wichtige Bedeutung für den Organismus. Es ist ein Zellbaustein, bildet Gallensäure, Hormone, das Vitamin D3 und ist an wichtigen Transportmechanismen beteiligt.
Wie angesprochen, unterscheidet man zwischen dem LDL- Cholesterin, welches sich bei zu hoher Konzentration im Blut unter bestimmten Bedingungen in den Gefäßen ablagern kann (Plaque, Arteriosklerose), so die Fließeigenschaften verschlechtert und damit die Gefahr von Herzkreislauferkrankungen (Herzinfarkt) steigert, und dem HDL- Cholesterin, welches die Fließeigenschaften des Blutes verbessert.
Der Cholesterinspiegel im Blut wird maßgeblich von unserer Nahrung beeinflusst, gesättigte und Trans- Fettsäuren erhöhen den LDL- Spiegel, die ungesättigten senken ihn. Die einfach ungesättigten Fettsäuren erhöhen den HDL- Spiegel und schützen auf diese Weise die Gefäße.
Individuell entscheidend ist das Verhältnis HDL zu LDL bzw. zum Gesamtcholesterin.
Da in der 2. Lebenshälfte die Hormonproduktion sinkt, steigt auch oft (bei gleichbleibenden Ernährungsgewohnheiten) der Cholesterinspiegel an, da weniger Cholesterin als Grundsubstanz für die Hormonproduktion benötigt wird.

Die Phosphatide

Diese werden auch *Phospholipide* genannt, sie sind wichtig als Zellbaustein und für Gehirn- und Nervenzellen (Bsp.: Lecithin).

Die Steroide

Sie haben wichtige Funktionen als Zellbausteine, Gallensäure und Hormone.

Die Carotinoide

Am bekanntesten ist das *Beta- Carotin* (Karotte), das im Körper zu *Vitamin A* umgebaut wird und antioxidative Eigenschaften besitzt. Aber auch das *Lycopin* (Tomate), der vielleicht stärkste Radikalfänger der Carotinoide, erhält immer mehr Beachtung.

Die Lipoproteine

Wie der Name schon sagt: Fett-Eiweißverbindungen. Fette können im "wässrigen" Blut nicht gelöst werden, müssen aber transportiert werden, also werden Fettteilchen an Eiweißteilchen angeschlossen.
LDL und HDL- Cholesterin gehören auch in diese Gruppe.

Öle und Fette im Vergleich

Olivenöl
-enthält vorwiegend einfach ungesättigte Fettsäuren, zum maßvollen Erhitzen geeignet, "extra vergine" Qualität bevorzugen

Butter
-sehr hoher Anteil an gesättigten FS, zum Erhitzen geeignet

Leinöl
- größten Gehalt an Omega3 (pflanzlich, α-Linolensäure), mit Vitamin E-
Zusatz nutzen, keinesfalls erhitzen

Sonnenblumenöl
-hoher Gehalt an Omega6, zum Erhitzen nicht geeignet

Diestelöl
-sehr hoher Omega6 Gehalt, zum Erhitzen nicht geeignet

Sojaöl
-hoher Omega6 und hoher Lecithinanteil, zum Erhitzen weniger geeignet

Rapsöl
-hoher Anteil an einfach ungesättigten FS, ausgewogener Anteil Omega6
zu Omega3, von der DGE empfohlen, jedoch meist stark industriell
verarbeitet, zum Erhitzen geeignet

Walnussöl
-sehr gutes Omega6 zu Omega3 Verhältnis, aber wenig einfach
ungesättigte FS, mit Vitamin E- Zusatz nutzen, zum Erhitzen nicht
geeignet

Sesamöl
-Omega6 und Gehalt an einfach ungesättigten FS ähnlich, fast kein
Omega3, antibakterielle Eigenschaften, zum mäßigen Erhitzen geeignet

Schwarzkümmelöl
-wird zur Zeit medizinisch erforscht, da heilende Eigenschaften vermutet
werden, Anteil an Aminosauren, nicht erhitzen

Borretschöl
-höchster GLA- Anteil (Omega6), anti-entzündliche Wirkung, nicht
erhitzen

Nachtkerzenöl
-wie Borretschöl, nur etwas geringerer GLA-Anteil

Palmfett
-hoher Anteil an gesättigten FS (daher feste Konsistenz), zum Erhitzen,
vor allen Dingen zum Braten gut verwendbar

Kokosfett
-sehr hoher Anteil an gesättigten FS, meist stark industriell verarbeitet,
zum Erhitzen gut geeignet

Herstellung, Lagerung

Bitte bevorzugen Sie möglichst kaltgepresste Öle, bzw. aus Erstpressung,
in dunklen Glasflaschen, die Sie kühl, dunkel und trocken lagern sollten
(Oxidationsgefahr).
Beim Erhitzen von Öl achten Sie bitte unbedingt darauf, den Rauchpunkt
nicht zu überschreiten, da dabei die Transfettsäuren entstehen.

Zufuhrempfehlungen

Diese liegen bei etwa 30% des täglichen Gesamtkalorienbedarfs, bei
manchen Sportarten und Heranwachsenden bei bis zu 40% (der deutsche
Durchschnittsbürger nimmt wesentlich mehr auf).
Bei Gewichtsreduktion sollten mindestens 0,3g und höchstens 0,5g Fett
(pro Kilogramm Körpergewicht, gemessen am Normalgewicht) täglich
aufgenommen werden.
Davon sollten die einfach ungesättigten wie auch die gesättigten
Fettsäuren jeweils etwa ein Drittel ausmachen.
Den restlichen Anteil, ebenfalls etwa ein Drittel, teilen sich Omega6/3 im
Verhältnis 4:1.

Das Verhältnis der ungesättigten zu den gesättigten Fettsäuren insgesamt sollte sich also bei 2 zu 1 befinden.

Empfohlen werden etwa 2- 3 Fischmahlzeiten pro Woche, wer damit Probleme hat, kann auf hochwertige Fischölkapseln zurückgreifen, sollte sie aber dunkel, trocken und kühl lagern.
Aufgrund der möglichen toxischen Belastungen bei großen Seefischen, vor allen Dingen Raubfischen wie dem Thunfisch, beschränken Sie sich bitte auf etwa 400 bis 500 Gramm pro Monat.
Die Zufuhr von Trans- Fetten sollte sich bei max. 1% (gemessen an der Gesamt- Fettzufuhr) bewegen.

Zusammenfassung

1.) Fette haben die meiste Energie, es gibt Neutralfette und fettähnliche Substanzen.

2.) Die Neutralfette unterscheidet man anhand ihrer Fettsäurenzusammensetzung.
Es gibt gesättigte, einfach ungesättigte, mehrfach ungesättigte und Transfettsäuren mit unterschiedlichen Wirkungsspektren.

3.) Aber auch die fettähnlichen Substanzen nehmen eine Vielzahl von Aufgaben in unserem Körper wahr.

4.) Entscheidend ist das Verhältnis der Fettsäuren zueinander und die Menge des durch die Nahrung aufgenommenen Fettes insgesamt.

Ihre persönlichen Orientierungsaufgaben

Analysieren Sie Ihr Ernährungsprotokoll:

Wie hoch ist der etwaige Fettanteil in Ihrer Ernährung?

Um welche Fette handelt es sich vorrangig?

Nutzen Sie dazu die Angaben über Inhaltsstoffe und Nährwerte auf den Packungen und notieren Sie sich die Ergebnisse!

Bastian van Burgen

Mein

Ernährungstrainer

Kapitel 3:

Eiweiße

Kapitel 3

Eiweiße (Proteine)

Allgemein

Eiweiße, auch Proteine genannt, sind die Bausteine des Lebens, sie sind an allen biochemischen Prozessen im Körper beteiligt.
Kohlenhydrate und Fette werden vorrangig als Energieträger verwendet, bei hohen Belastungen oder Mangelerscheinungen ist eine Energiegewinnung aus Eiweißen aber ebenfalls möglich.
Der menschliche Körper hat im Laufe der Evolution auch hier gelernt, sich auf Mangelzustände einzustellen.
Allerdings geschieht das weit weniger effektiv als bei Kohlenhydraten und Fetten.
Das heißt, der Energieverlust bei der Energiegewinnung aus Eiweißen ist auf Grund des größeren Aufwands für den Körper bedeutend höher.
Ihre eigentliche Funktion haben Proteine in der Bildung von Haut, Haaren, Nägeln, Muskeln, Knochen, dem Bindegewebe, Enzymen, Hormonen, dem Blut und von Antikörpern. Sie bestimmen also die Beschaffenheit des Gewebes und des Körpers allgemein.
Ein andauernder Eiweißmangel kann zu Krankheiten (z.B.: Haarausfall, Wachstumsstörungen, erhöhter Infektanfälligkeit, Muskelschwäche, schlechte Wundheilung), ja sogar bis zum Tod führen.
Aufgrund dieser komplexen Aufgaben ist der Körper auf eine ständige Eiweißzufuhr angewiesen.
Doch Sie ahnen es sicher, auch hier gilt: Eiweiß ist nicht gleich Eiweiß.
Dazu sind die Funktionen ja auch viel zu unterschiedlich.

Einteilung

Auch aufgenommenes Nahrungseiweiß wird in den Verdauungsprozessen bis in seine kleinsten Bestandteile zerlegt, um dem Körper zur Verfügung zu stehen.
Diese kleinsten Bestandteile sind die sogenannten *Aminosäuren* (AS), auch sie liegen wiederum meist als Kettengebilde vor.
Bei einer Aminosäurekette mit einem Bestandteil von unter 100 Aminosäuren, sozusagen als einzelne Kettenglieder, spricht man von einem *Peptid*. Erst wenn mindestens 100 AS enthalten sind, spricht man von einem *Protein*, wobei einzelne AS mehrfach vorkommen.

Die Aminosäuren

Entsprechend ihrer Zusammensetzung, Kombination und Reihenfolge entscheiden die Aminosäuren über die jeweilige Funktion im Organismus.
Man kennt etwa 20 verschiedene Aminosäuren, die am Eiweißstoffwechsel des Menschen beteiligt sind.
Einige kann der Mensch selbst herstellen, andere nicht, diese müssen deshalb unbedingt mit der Nahrung zugeführt werden, da sie auf Dauer für unseren Organismus lebensnotwendig sind.
Man unterscheidet also zwischen den lebensnotwendigen, den *essentiellen* Aminosäuren, den *semi-essentiellen*, die unter bestimmten Voraussetzungen zugeführt werden müssen (Wachstum, Krankheit), und den *nicht-essentiellen*, die der Körper im Normalfall selber produzieren bzw. die er in ausreichendem Maße aus den essentiellen verstoffwechseln kann.
Der Unterschied von durch die Nahrung aufgenommenem Eiweiß ist beträchtlich, denn die Verwertbarkeit für unseren Organismus ist abhängig von der jeweiligen Aminosäurenzusammensetzung bzw. Aminosäurenstruktur.

Die biologische Wertigkeit

Um nun die verschiedenen Eiweiße mit ihrer unterschiedlichen
Aminosäurenstruktur entsprechend ihrem Nutzen für den Menschen
bewerten zu können, schuf man, ähnlich wie bei den Kohlenhydraten,
einen Index.
Dieser Index zeigt die Umsetzbarkeit von Nahrungseiweiß in
körpereigenes Eiweiß an, man nennt ihn die *biologische Wertigkeit* (b.
W.).
Als Standardwert legte man das Hühnervollei mit einem Wert von 100
fest, da man der Meinung war, dass es aufgrund seiner
Aminosäurenkomposition zu 100% in körpereigenes Eiweiß umsetzbar
ist.
Dieser Referenzwert ist bis heute gültig.

In der folgenden Tabelle sehen Sie eine kleine Übersicht über die
biologische Wertigkeit einiger Nahrungsmittel.

Nahrungsmittel	*biologische Wertigkeit (b. W.)*
Hühnervollei	100
Gelatine	0
Rindfleisch	92
Thunfisch	92
Kuhmilch	88
Soja	85
Reis	81
Kartoffel	98
Mais	72
Weizen	55

Nun stellte man später fest, dass das Molkenprotein eine etwas höhere
Wertigkeit hat als das Vollei, also noch etwas besser verwertbar ist. Da
das Vollei aber dem festgelegten Standard entspricht, ordnete man dem
Molkenprotein eine biologische Wertigkeit von 104 zu.
Nach mehreren Untersuchungen zur Ermittlung der biologischen
Wertigkeit stellte man weiterhin fest, dass bestimmte
Nahrungsmittelgemische eine noch höhere b. W. aufwiesen.

Vor allem Kombinationen von tierischem mit pflanzlichem Eiweiß
führten zu starken Aufwertungen.
Das erklärt nun auch, wie Werte von weit über 100 zu Stande kommen.

Hier einige Beispiele:

Nahrungsmittelkombination	biologische Wertigkeit
Kartoffeln(64%)mit Ei(36%)	136
Milch(75%)mit Weizenmehl(25%)	125
Weizen(32%)mit Vollei(68%)	123
Milch(51%)mit Kartoffeln(49%)	114
Rindfleisch(78%),Kartoffeln(22%)	114

Diese Werte beziehen sich auf den Eiweißanteil der Kombination insgesamt!

In der Evolutionsbiologie geht man übrigens davon aus, dass sich das
menschliche Gehirn ohne Zufuhr von tierischem Eiweiß nicht so weit
entwickelt hätte, das heißt, dass tierische Proteine notwendig für den
Menschen waren bzw. sind.

Wenden wir uns aber noch einmal den Aminosäuren zu.

Der Aminosäurepool

Wie bereits gesagt wird Nahrungseiweiß im Verdauungsprozess in diese
Bestandteile aufgespalten.
Da der Körper, anders als bei Fetten und Kohlenhydraten, keine
langfristige Speichermöglichkeit für Aminosäuren besitzt, kommen sie
nun in eine Art Pool, den sogenannten *Aminosäurepool*, aus dem sich der
Körper bei entsprechendem Bedarf bedient.
Dieser Bedarf besteht eigentlich immer, da es in unserem Organismus
permanent zu Auf-, Um-, und Abbauprozessen kommt.
In solchen Prozessen frei gewordene AS gelangen ebenfalls wieder in den
Pool.
Dieser Pool hat aber nur ein begrenztes Aufnahmevermögen, so dass der
Körper die Aminosäuren, die nicht mehr hineinpassen, und die, die
gerade nicht benötigt werden, ausscheidet oder mit verhältnismäßig
großem Aufwand umwandelt.

Auswirkungen auf den Organismus

Aus diesem Grund ist Eiweiß für Menschen, die Interesse an Gewichtsabnahme haben, besonders interessant, denn unser Organismus kann zwar daraus Energie gewinnen, größere Mengen aber vergleichsweise schlecht speichern.
Da der Energiegewinnungsprozess nun auch noch aufwändiger ist als bei den beiden anderen Möglichkeiten Energie zu gewinnen (aus Fetten bzw. Kohlenhydraten), verbrauchen Menschen mit einem erhöhten Eiweißanteil in der Nahrung von Haus aus mehr Kalorien.
Weil unser Organismus weiterhin im Falle einer stark gesenkten Energiezufuhr (Diät) erst nach und nach auf einen verbesserten Fettstoffwechsel umstellt, anfangs aber dieses Defizit vermehrt mit Eiweißstrukturen aus der Muskulatur ausgleicht, also diese zur Energiegewinnung abbaut und dadurch gleichzeitig den Energiebedarf senkt, ist eine erhöhte Eiweißzufuhr für den Erhalt der Muskulatur äußerst ratsam.
Denn je mehr Muskulatur, desto höher ist der grundsätzliche Energiebedarf (Grundumsatz) und desto besser kann angesetztes Fett verstoffwechselt werden.
Ein erhöhter Proteinanteil in der Nahrung hält zudem den Insulinausstoß geringer, was sich ebenfalls positiv auswirkt (siehe dazu auch Kapitel 1, Kohlenhydrate).

Liebe Leser, Sie sehen, Eiweiß hat eine ganz elementare Bedeutung.

Aufgrund einer erhöhten Eiweißzufuhr werden aber auch immer mehr Stoffwechselendprodukte, sogenannte harnpflichtige Substanzen, über die Nieren ausgeschieden.
Das bedeutet, dass dem Organismus ausreichend Wasser zur Verfügung stehen muss, um diese Stoffwechselendprodukte gänzlich auszuscheiden.
Die harnpflichtigen Substanzen können sich sonst in Kristallform im Körper, besonders den Gelenken absetzen (Gicht) und auch die Nieren dauerhaft stark belasten (Nierensteine).
Als Faustregel sollte der Mittelstrahl beim Urinieren möglichst wässrig klar sein. (Näheres dazu im Kapitel 4)

Neben der biologischen Wertigkeit ist natürlich auch der Eiweißanteil eines Lebensmittels selbst von entscheidender Bedeutung.
Es gilt, diesen in Relation zum Kohlenhydrat- und vor allen Dingen zum Fettanteil zu bringen.
Viele tierische Proteinlieferanten haben einen erhöhten Fettanteil, bevorzugen Sie daher mageres Fleisch und fettarme Milchprodukte.
Die Ausnahme machen hier Fische aufgrund ihrer Fettsäurenkomposition.
Pflanzliche Lieferanten sind vor allem Reis, Hülsenfrüchte, Getreideflocken und auch Brot, ihr Kohlenhydratanteil ist aber entsprechend hoch.
Am Ende des Kapitels finden Sie eine Auswahl an eiweißreichen, aber kohlenhydrat- und fettarmen Lebensmitteln:
Wenn Sie diese Lebensmittel mit Kohlenhydratlieferanten kombinieren, achten Sie auch auf den glykämischen Index.
Für die Verwertung von Eiweiß durch unseren Organismus sind, wie auch bei den Kohlenhydraten, bestimmte Vitalstoffe und Enzyme unbedingt notwendig.
Sollten diese in nicht ausreichendem Maße verfügbar sein, verschlechtert sich die Nutzbarkeit entsprechend und die Belastung, vor allem für die Nieren, die Verdauungsorgane und möglicherweise auch für die Gefäße, steigt parallel dazu an.(siehe auch Kapitel 5, Vitamine)

Zufuhrempfehlungen

Allgemein wird behauptet, unser Eiweißkonsum sei eher zu hoch als zu niedrig. Verwunderlich sind aber nun jüngste Berichte, nach denen bei Senioren zum Teil erhebliche Mangelerscheinungen festgestellt wurden, obwohl der Bedarf im Alter sinkt.
Das liegt zum einen an einer verschlechterten Verwertung (Vitalstoff- und Enzymmangel, altersbedingte Verschlechterungen der Verdauungsprozesse) und individuellen Ernährungsgewohnheiten, zum anderen aber auch an einer zu geringen Zufuhr hochwertiger Proteine.
Die DGE hält 0,8 Gramm pro Kilogramm Körpergewicht, bezogen auf das Normalgewicht, für ausreichend.
Es gibt aber Faktoren, die den Bedarf deutlich, auf bis zu 2 Gramm pro Kilogramm Körpergewicht, ansteigen lassen:
Stress, Diäten, Leistungssport, Krankheiten.

Wie bereits beschrieben, ist eine erhöhte Zufuhr von hochwertigen Proteinen während einer Diät unbedingt zu empfehlen!

Bevorzugt werden sollten Eiweißkombinationen, aufgrund der besseren biologischen Wertigkeit und der zeitlich versetzten Versorgung mit Aminosäuren.
Entgegen früherer Annahmen passt sich die gesunde Niere sehr gut an eine gesteigerte Proteinzufuhr von bis zu 2g pro kg Körpergewicht an, vorausgesetzt es handelt sich um hochwertiges Eiweiß und es wird ausreichend Flüssigkeit aufgenommen.
Diese Menge ist für den gesunden Menschen problemlos verwertbar, sollte jedoch längerfristig nicht überschritten werden.
Dabei ist natürlich unbedingt der Kohlenhydrat- und vor allen Dingen der Fettanteil zu beachten!
Neue Langzeitstudien lassen sogar einen Zusammenhang zwischen einem erhöhten Eiweißanteil in der Nahrung und einem gesunkenen Herzinfarktrisiko vermuten!

Allerdings gibt es auch Hinweise darauf, dass durch eine hohe Zufuhr von rotem Fleisch die Sterblichkeitsrate erhöht werden kann.
Das betrifft aber nicht den Eiweißgehalt des Fleisches.
Man vermutet dagegen einen Zusammenhang zwischen dem hohen Eisengehalt in rotem Fleisch (daher die Rotfärbung) und der Zubereitung bei großer Hitze, der sehr wahrscheinlich zu dieser Steigerung führt.
Menschen, die viel Vollkorngetreide und Hülsenfrüchte zu sich nehmen, scheinen davon allerdings weit weniger betroffen.
Verzehren Sie deshalb nicht wesentlich mehr als 300g rotes Fleisch pro Woche und nutzen Sie bevorzugt andere Eiweißquellen.

Zusammenfassung

1.) Eiweiße sind die Bausteine des Lebens, sie bestehen aus Aminosäuren und sind in ihrer Gesamtheit entscheidend für die Funktionsfähigkeit und die Beschaffenheit des Körpers.

2.) Unser Organismus kann in Mangelsituationen Eiweiße zur Energiegewinnung nutzen, im Vergleich zu Kohlenhydraten und Fetten sind diese Prozesse jedoch wesentlich aufwändiger.

3.) Größere Mengen Eiweiß können vom Körper längerfristig nur schlecht gespeichert werden.

4.) Neben dem Eiweißanteil eines Lebensmittels an sich ist die biologische Wertigkeit von entscheidender Bedeutung für die Verwertung und Nutzung durch den Organismus.

Ihre persönlichen Orientierungsaufgaben

Analysieren Sie Ihr Ernährungsprotokoll:

Wie hoch ist der etwaige Eiweißanteil in Ihrer Ernährung?

Um welche Eiweiße, bzw. Eiweißquellen handelt es sich vorrangig?

Nutzen Sie dazu die Angaben über Inhaltsstoffe und Nährwerte auf den Packungen und notieren Sie sich die Ergebnisse!

Im Folgenden sehen Sie eine Auswahl an eiweißreichen, aber kohlenhydrat- und fettarmen Lebensmitteln:

Lebensmittel	Eiweißanteil in % im Durchschnitt
Kiwella Soft, Eiweißpulver	ca. 80
Barsch	ca. 20
Forelle	ca. 20
Garnelen	ca. 18
Hähnchengeschnetzeltes, mager	ca. 20
Lammfilet	ca. 20
Heilbutt	ca. 20
Hirschfleisch	ca. 21
Harzer Roller	ca. 28
Hasenfleisch	ca. 22
Hecht	ca. 18
Kalbfleisch, mager, -filet, -rücken	ca. 21
Putenbrust	ca. 24
Putensteak	ca. 25
Rehfleisch	ca. 21
Rindfleisch, -filet, mager	ca. 21
Rind, Leber	ca. 20
Tartar	ca. 22
Sauermilchkäse	ca. 28
Schweinefleisch, mager	ca. 22
Shiitake, getrocknet	ca. 19
Sojabrot	ca. 35
Straußenfleisch	ca. 22
Wachteln	ca. 22
Wildschweinfleisch, mager	ca. 20
Zander	ca. 19

Bastian van Burgen

Mein

Ernährungstrainer

Kapitel 4:

Wasser

Kapitel 4

Wasser (Flüssigkeit)

Allgemein

Wasser ist die einzige Verbindung, die in allen 3 Aggregatzuständen (fest, flüssig, gasförmig) vorkommt, sie ist für uns lebensnotwendig.
Der Mensch besteht zum größten Teil aus Wasser, Neugeborene zu etwa 70-75 Prozent, Erwachsene zu etwa 60- 65 %. Mit steigendem Alter sinkt der Anteil auf etwa 55 Prozent.
Ohne Wasserzufuhr könnten wir, moderate Umweltbedingungen vorausgesetzt, etwa 3 Tage überleben.
Wasser übernimmt eine Vielzahl von lebenswichtigen Funktionen in unserem Organismus.
Zum einen dient es als Lösungsmittel für unsere Nahrung, zum anderen als Transportmittel für Nährstoffe, Zellen, Sauerstoff, Stoffwechselendprodukte, Enzyme und Hormone. Aber auch bei der Regulierung der Körpertemperatur (Schweiß, Verdunstung), als Reaktionspartner in verschiedensten Stoffwechselvorgängen und als Zellbaustein ist es von elementarer Bedeutung.
Um all diese Funktionen aufrechterhalten zu können, ist unser Körper auf eine ständige und ausreichende Wasserzufuhr angewiesen.
Der individuelle Bedarf ist jedoch stark von körperlicher Aktivität, dem Klima, Krankheiten (z.B. Fieber, Durchfall), Medikamenteneinnahmen und Ernährungsgewohnheiten abhängig.
So haben die Eiweißzufuhr, aufgrund der auszuscheidenden harnpflichtigen Substanzen, und die Ballaststoffzufuhr, aufgrund der Bindung von Wasser, einen Einfluss. Aber auch der Wassergehalt der Nahrung selbst und der Salzgehalt, da die Salze gelöst werden müssen, spielen eine entscheidende Rolle.
Bei Fieber und Durchfall steigt der Flüssigkeitsbedarf ebenfalls stark an.
Wenn unserem Organismus zu wenig Wasser zur Verfügung steht, machen sich Mangelerscheinungen schnell bemerkbar.

Flüssigkeitsverlust und die Folgen

Bereits bei einem Flüssigkeitsverlust von einem Liter, z. B. durch Schweiß, werden die körperliche und die geistige Leistungsfähigkeit deutlich beeinträchtigt.

Bei Sport und Spiel, körperlich anstrengenden Arbeiten sowie bei höheren Temperaturen ist ein Flüssigkeitsverlust von einem Liter und mehr innerhalb einer Stunde problemlos möglich.

Danach folgen Symptome wie Durst, Müdigkeit, mangelnde Konzentrationsfähigkeit, Appetitlosigkeit, Schwäche und Übelkeit.

Sollte der Flüssigkeitshaushalt dann weiterhin nicht ausgeglichen werden, treten Schwindelgefühle, Kopfschmerzen, starke Bewegungseinschränkungen, Frösteln und Krämpfe auf. Ab einem Defizit von etwa 8 Litern können Delirium und sogar Tod die Folge sein.

Bei einem leichteren, aber dauerhaften Flüssigkeitsdefizit, wie es heutzutage bei vielen Menschen vorkommt, steigt die Gefahr von Nierenerkrankungen (Steine), Verstopfungen und Harnwegsinfektionen.

Durch das Trockenlegen von Haut und Schleimhäuten und die damit verbundene erhöhte Infektanfälligkeit steigt das Risiko von Erkrankungen ebenfalls deutlich.

Liebe Leser, Sie sehen also, auf eine ausreichende Flüssigkeitszufuhr ist unbedingt zu achten!

Leider kommt das Durstgefühl meist erst dann, wenn bereits ein Mangel verbunden mit einer Leistungsminderung eingetreten ist. Es ist also eher ein Alarmsignal.

Durch dieses Alarmsignal beginnt der Körper außerdem Wasser zurückzuhalten, es also nicht auszuscheiden, und die darin gelösten Stoffwechselendprodukte verbleiben so ebenfalls im Körper.

Das führt dauerhaft zu erheblichen Belastungen für die Organe und kann auch Ursache für Krankheiten sein, wie z.B. Nierensteine und daraus resultierende Entzündungen.

Sie sollten daher möglichst trinken, bevor Sie Durst verspüren.

Bedarf und Empfehlungen

Leistungsambitionierte Sportler sollten sich ab und zu vor und nach dem Training wiegen, um herauszufinden, wie viel Flüssigkeit sie verloren haben.
Dieser Wert kann dann zusätzlich mit der Intensität, der Dauer und den sonstigen Rahmenbedingungen (Wetter) der jeweiligen Trainingseinheit abgeglichen werden. So kann man nach einiger Zeit seinen individuellen Flüssigkeitsbedarf sehr gut einordnen.
Fehlt also direkt nach der Einheit ein Kilogramm, ist von einem Liter Flüssigkeitsverlust auszugehen, der dann ausgeglichen und beim nächsten Mal schon während des Trainings berücksichtigt werden kann.
Diese Methode ist auch für andere körperliche Aktivitäten möglich.
Der Wasserbedarf lässt sich auch berechnen, in der sogenannten Wasser- bzw. Flüssigkeitsbilanz.

Beispiel für eine ausgeglichene Wasserbilanz:

Wasseraufnahme(in Liter)		*Wasserausscheidung*(in Liter)	
Lebensmittel:	0,8L	Urin:	1,3L
Getränke:	1,5L	Haut (Schweiß):	1,0L
Oxidationswasser:	0,3L	Stuhl:	0,3L
gesamt:	**2,6 Liter**	gesamt:	**2,6 Liter**

Das Oxidationswasser entsteht bei der Energiegewinnung aus Kohlenhydraten, Fetten und/oder Eiweiß durch den Organismus.
Je nach Energielieferant variiert die Menge, bei einem erwachsenen Menschen geht man von durchschnittlich etwa 0,3 Litern täglich aus.
Die DGE empfiehlt Erwachsenen, etwa 2,5 Liter Flüssigkeit pro Tag aufzunehmen, davon etwa 1,5 Liter durch Getränke und etwa 1 Liter durch Flüssigkeit in fester Nahrung wie z. B. Obst und Gemüse.
Doch wie gesagt, dieser Bedarf kann sich je nach Gegebenheiten sogar vervielfachen.
Viele Menschen nehmen zu wenig Flüssigkeit auf, sie müssen das Trinken erst wieder neu lernen. Ältere Menschen haben oft zusätzlich ein verringertes Durstgefühl.
Versuchen Sie darum, den Tag bereits mit einem Glas Wasser zu beginnen.

Empfehlenswert ist es, immer ein Getränk z. B. am Arbeitsplatz stehen zu haben und regelmäßig zu trinken, auch wenn Sie noch keinen großen Durst verspüren.
Zu viel Wasser zuzuführen ist beim Gesunden schwer möglich, der Körper scheidet es problemlos wieder aus, es sei denn, Sie trinken täglich 8 Liter und mehr.
Bei Neigung zu Nierenproblemen, Ödemen und Herzinsuffizienz beraten Sie sich bitte mit Ihrem Arzt.

Flüssigkeitsaufnahme und Auswahl der Getränke

Natürlich ist die Auswahl der Getränke entscheidend.
Der Kohlenhydratanteil der meisten Getränke ist sehr hoch und muss bei der Energiezufuhr unbedingt berücksichtigt werden. siehe Kapitel Kohlenhydrate
Der Anteil an gelösten Mineralstoffen und Spurenelementen ist ebenfalls von Bedeutung.
Beim Schwitzen verlieren wir Mineralstoffe, durch Essen und Trinken nehmen wir sie wieder auf.
Wir benötigen z.B. Natrium und Kalium zur Regulation des Wasserhaushaltes und des Flüssigkeitsvolumens im Inneren und Äußeren der Zellen und den damit verbundenen Druckausgleich.
Es besteht also ein elementarer Zusammenhang zwischen Wasser- und Mineralstoffhaushalt. näheres in Kapitel 6, Mineralstoffe und Spurenelemente
Schauen wir uns die Flüssigkeitsaufnahme durch unseren Körper einmal etwas genauer an.
Sie wird entscheidend von den, in der Flüssigkeit enthaltenen, Teilchen bestimmt (z.B. Elektrolyte, Zucker).
Anhand der Anzahl der Teilchen unterscheidet man zwischen *hypotonen*, *hypertonen* und *isotonen* Getränken.
Für unseren Organismus ist es notwendig, dass die Teilchenzahl der zugeführten Flüssigkeit der des Blutes gleicht.
Nur dann kann sie optimal und ohne Zeitverzögerung aufgenommen werden.
In diesem Falle spricht man von einer *isotonen* oder *isotonischen* Flüssigkeit.

Isotonische Getränke sind besonders für Sportler wichtig, da Flüssigkeitsdefizite schnell ausgeglichen werden können und die Flüssigkeitsaufnahme nicht noch zusätzlich belastet ("Wasserbauch"), das kommt der Leistungsfähigkeit zugute.
Diesen Effekt sollten Sie sich im Arbeitsalltag ebenfalls zunutze machen.
Sind in der zugeführten Flüssigkeit mehr Teilchen als im Blut, muss sie erst mit körpereigener Flüssigkeit verdünnt werden, man spricht von einer *hypertonen* Flüssigkeit (z. B. Dickmilch)
Befinden sich weniger Teilchen in ihr, muss sie durch den Körper mit Teilchen angereichert werden, man spricht dann von *hypoton* (z.b. Leitungswasser).
Bei beiden Varianten wird ein Defizit wesentlich langsamer ausgeglichen, ein Leistungsabfall kann die Folge sein.
Neben den im Handel erhältlichen isotonen Getränken gibt es auch preiswertere Möglichkeiten der Selbstherstellung ohne Zusätze, wie Konservierungsmittel, Farb- und Aromastoffe.
Mischen Sie z.B. ungesüßte Fruchtsäfte mit Wasser zu Schorlen. Im Verhältnis kommen dabei auf einen Teil Fruchtsaft etwa 1,5 bis 2 Teile Wasser.
Gleiches funktioniert auch mit Gemüsesäften.
Empfehlenswert sind auch Früchte- und Kräutertees.

Menschen mit dem Ziel einer Gewichtsreduktion sollten aufgrund des Kohlenhydratanteils hauptsächlich Wasser ohne Zuckerzusätze bevorzugen, gleiches gilt auch für eventuell enthaltene Süß- und Aromastoffe.

Trinkwasser im Vergleich

Leitungswasser
-Qualität in Trinkwasserordnung festgelegt, abhängig von Leitungen, kein definierter Mineralstoffgehalt

Tafelwasser
-enthält hauptsächlich Trinkwasser, erfüllt nicht die Anforderungen an natürliches Mineralwasser, strengere mikrobiologische Grenzwerte als bei Trinkwasser

Quellwasser
-wird am Quellort abgefüllt, gesetzliche Voraussetzungen entsprechen
jedoch nicht natürlichem Mineralwasser, keine amtliche Anerkennung

natürliches Mineralwasser
-hat seinen Ursprung in unterirdischen, vor Verschmutzung geschützten
Wasservorkommen, wird am Quellort abgefüllt, muss amtlich anerkannt
werden, pro Liter mindestens 1000mg gelöste Mineralstoffe oder 250mg
freies CO_2

Heilwasser
-muss als Heilmittel anerkannt sein (heilende, lindernde oder präventive
Wirkung), Mineralstoff- und Spurenelementeanteil sind meist in ähnlicher
Größenordnung wie bei natürlichem Mineralwasser, Heilwirkung
aufgrund charakteristischer einzelner Inhaltsstoffe, naturbelassen

Zufuhrempfehlungen

Diese liegen wie angesprochen bei durchschnittlich etwa 2,5 Liter pro
Tag, der Bedarf kann jedoch deutlich ansteigen.
Orientieren Sie sich an Ihrem Urin, der Mittelstrahl sollte wässrig klar
sein. Trinken Sie regelmäßig, auch wenn Sie noch keinen Durst
verspüren.
Beginnen Sie morgens, direkt nach dem Aufstehen mit einem Glas
Wasser.

Bei folgenden Symptomen trinken Sie zu wenig

-konzentrierter, gelber bis dunkler Urin
-öfter auftretende Verstopfungen
-trockener Mund/Augen
-Sie sind oft unkonzentriert.
-Sie fühlen sich schwach und ermüden ungewöhnlich schnell.
-Kopfschmerzen
-Krampfneigung der Muskulatur
-geringere Leistungsfähigkeit

Alkohol, koffein- bzw. teeinhaltige Getränke werden in die Flüssigkeitsbilanz als Zufuhr mit eingerechnet. Aufgrund ihrer harntreibenden Wirkung, wodurch sie entwässernd wirken, rechnet man jedoch nur etwa die Hälfte der tatsächlichen Menge ein. Die entwässernde Wirkung kann individuell variieren, bei höherem Konsum und entsprechender Gewöhnung fällt sie meist geringer aus. Trinken Sie zum Kaffee oder schwarzen Tee möglichst ein Glas Wasser dazu, gleiches gilt für alkoholhaltige Getränke wie Wein und Bier.

Zusammenfassung

1.) Der Wasserhaushalt ist für den Organismus von existenzieller Bedeutung, ohne Wasserzufuhr können wir nur wenige Tage überleben.

2.) Achten Sie auf den Kohlenhydratanteil!

3.) Die Flüssigkeitsaufnahme ist abhängig von der Anzahl der im Getränk gelösten Teilchen.

Ihre persönlichen Orientierungsaufgaben

Analysieren Sie Ihr Ernährungsprotokoll:

Wie hoch ist die etwaige Flüssigkeitsaufnahme pro Tag?

Um welche Getränke handelt es sich vorrangig und wie hoch ist der Kohlenhydratanteil?

Nutzen Sie dazu die Angaben über Inhaltsstoffe und Nährwerte auf den Packungen und notieren Sie sich die Ergebnisse!

Bastian van Burgen

Mein

Ernährungstrainer

Kapitel 5:

Vitamine (Vitaminoide)

Kapitel 5

Vitamine

Allgemein

Vitamine sind keine Energielieferanten, aber dennoch lebensnotwendige organische Verbindungen, die von Pflanzen, Tieren oder Mikroorganismen gebildet werden.
Ihre Aufgaben liegen in der Regulation der vielfältigsten Vorgänge in unserem Organismus, nahezu alle Prozesse werden durch Vitamine beeinflusst.
Sie sind essentiell, müssen also unbedingt mit der Nahrung zugeführt werden.
Eine Ausnahme ist das Vitamin D3, welches der Körper bei ausreichend Sonneneinstrahlung selbst bilden kann. Es wird deshalb auch als Hormon bezeichnet.
Das Vitamin B3 kann ebenfalls unter bestimmten Voraussetzungen vom Körper selbst gebildet werden.
Einige der Vitamine nehmen wir in einer Vorstufe auf, als sogenannte *Provitamine*, die der Körper dann entsprechend umwandelt.

Einteilung

Aufgrund ihre Unterschiede in Struktur und Wirkung sind sie, wissenschaftlich gesehen, keiner einzelnen Stoffgruppe zuzuordnen, dass erklärt auch die zum Teil recht unterschiedlichen Bezeichnungen.
Man unterscheidet allgemein zwischen *fettlöslichen* und *wasserlöslichen* Vitaminen.
Die fettlöslichen können in Leber und Fettgewebe in geringeren Mengen gespeichert werden, die wasserlöslichen, mit Ausnahme von B12, nicht.

Durch diese Speichermöglichkeit besitzt unser Organismus eine Reserve für schlechte Zeiten.
Bei dauerhaft überhöhter Zufuhr besteht aber bei diesen Vitaminen auch die Gefahr einer Überdosierung mit möglichen Vergiftungserscheinungen.
Die wasserlöslichen, mit Ausnahme von B12, das längerfristig in Leber und Muskulatur gespeichert werden kann, scheidet der Körper bei Zufuhr über den Bedarf hinaus wieder aus, eine Überdosierung ist hier eher unwahrscheinlich. Sie müssen deshalb aber auch regelmäßig zugeführt werden, da die dauerhafte Speichermöglichkeit fehlt.
Die Vitamine A, D, E und K sind fettlöslich.
Der B-Komplex und Vitamin C sind wasserlöslich.

Anioxidantien und freie Radikale

Einige Vitamine haben, wie auch manche Spurenelemente, bestimmte Enzyme und sekundäre Pflanzenstoffe, antioxidative Wirkungen.
Die genauen Wirkungsmechanismen werden derzeit erforscht, hier liegt sicherlich ein großes Potential in der Vorbeugung und der Linderung von Krankheiten.
In der Wissenschaft werden die verschiedensten Ansätze derzeit noch kontrovers diskutiert.
Um aber zu verstehen, welches Potential hier liegt, wollen wir uns nun einmal dem eben genannten Begriff *Antioxidantien* zuwenden.
Ich werde versuchen, es verständlich zu erläutern.
Wie der Begriff schon sagt, sollen diese Stoffe Oxidationen, also bestimmte biochemische Reaktionen verhindern.
In unserem Körper entstehen bei Stoffwechselprozessen, aber auch durch äußere Einflüsse, wie Umweltbelastungen, Gifte (Zigarettenrauch, Alkohol) und UV-Strahlung, vermehrt sogenannte *freie Radikale.*
Das sind sehr aggressive Verbindungen, denen mindestens ein Teilchen (Elektron) fehlt. Sie sind bemüht, dieses Fehlen möglichst schnell auszugleichen, und reagieren daher mit anderen Verbindungen, indem sie ihnen das fehlende Teilchen entreißen, was diese wiederum in ihrer Struktur verändert. Das ruft oft auch, ähnlich wie beim Umfallen eines Dominosteines, entsprechende Kettenreaktionen hervor.
Diese Vorgänge werden heute als eine der Hauptursachen einer ganzen Reihe von Erkrankungen gesehen. Krebserkrankungen, Herzinfarkte, Schlaganfälle, Arteriosklerose, Alzheimer, aber auch rheumatische Prozesse sind hier vorrangig zu nennen.

Dabei beruhen diese Krankheiten wahrscheinlich auf einer Summierung der, unter anderem durch die freien Radikale, angerichteten Schädigungen.
Freie Radikale sind auch ein entscheidender Grund für einen fortschreitenden Alterungsprozess.
Entsprechende Schutzmechanismen sind also lebenswichtig.
Unser Immunsystem macht sie sich zum Teil aber auch zunutze und bekämpft damit effektiv Bakterien, Viren und andere Fremdstoffe.
Ein gesunder Organismus besitzt ausreichend wirksame Reparatur- und Abwehrmechanismen, wie Enzyme, Hormone und eben diese Antioxidantien, die die freien Radikale wie eine Art Verteidigungsarmee abwehren bzw. neutralisieren.
Freie Radikale entstehen aber ständig im Körper. Bei erhöhten Stoffwechselprozessen, bei Stress, Überlastungen, falscher Ernährung und vor allem bei schädigenden Umwelteinflüssen erhöht sich ihre Zahl drastisch, es kommt zu einem "Großangriff" auf unsere Zellen.
Wenn nun unsere Verteidigungsarmee aus Antioxidantien zahlenmäßig unterlegen ist und keine Verstärkung erhält, können diese "Großangriffe" auf Dauer schweren Schaden anrichten, da auch der Organismus selbst angegriffen wird.
Der Bedarf an Antioxidantien erhöht sich unter diesen Umständen also entsprechend.

Enzyme und Coenzyme

Viele Vitamine wirken als sogenannte Coenzyme, weshalb eine Begriffsklärung hier ebenfalls sinnvoll ist.
Enzyme allgemein sind sogenannte Bio-Katalysatoren, sie ermöglichen bzw. beschleunigen Reaktionen in den Zellen, ohne sich dabei selbst zu verbrauchen. Sie sind die "Steuerung" unseres Stoffwechsels, bestehen aus Proteinen und sind lebenswichtig.
So gut wie alles ist enzymgesteuert, z. B. das Immunsystem, das Blut, der Energiestoffwechsel, das Wachstum, die Atmung, das Aufspalten von Nahrung, die Reizübertragung in den Nerven, die Entgiftung. Dabei hat jedes Enzym meist nur eine bestimmte Aufgabe zu erfüllen.
Ohne Enzyme könnten diese Prozesse nicht ablaufen, sie wirken zusammen mit Hormonen, Vitaminen, Mineralstoffen, Spurenelementen, sekundären Pflanzenstoffen und Nährstoffen.
Derzeit sind in der Forschung etwa 3000 Enzyme bekannt, man geht davon aus, dass mindestens fünfmal so viele in uns wirken.

Hier liegt ebenfalls ein großes Potential für die wissenschaftliche Forschung in den nächsten Jahrzehnten.

Coenzyme sind sozusagen die Helfer der Enzyme, sie bestehen nicht aus Proteinen und werden bei den biochemischen Reaktionen meist mit verändert. Ohne Coenzyme können die Enzyme oft nur eingeschränkt oder gar nicht "arbeiten".

Sie sehen also, die Coenzyme sind ebenfalls von entscheidender Bedeutung für unseren Körper.

Im Folgenden sehen Sie nun einen Überblick über die vom Menschen benötigten Vitamine, ihre Funktionen, Vorkommen, eventuelle Mangel- und Überdosierungssymptome.

Wie bereits angesprochen gibt es derzeit in der Wissenschaft sehr unterschiedliche Auffassungen, vor allem was Bedarf und Zufuhrempfehlungen betrifft. Ich gebe deshalb sowohl die DGE-Empfehlungen als auch die, wenngleich zum Teil umstrittenen, Empfehlungen der orthomolekularen Medizin hier an, ohne eine Wertung vorzunehmen.

Es sind derzeit noch längst nicht alle Wechselwirkungen und Prozesse erforscht.

Zudem ist es so gut wie unmöglich, eine mengenmäßige Angabe über den Vitamingehalt in Lebensmitteln zu machen, da dieser aufgrund zahlreicher Faktoren wie Lagerung, Transport, Zucht, Futter, Wettereinfluss, Verarbeitung, Zubereitung, Anbaugebiet und -methodik stark variiert.

Die fettlöslichen Vitamine

Vitamin A (Retinol)

Funktionen
-Sehfunktion
-Wachstum
-Aufbau und Funktion von Schleimhäuten und Haut
-Bildung der roten Blutkörperchen
-Beteiligt an Proteinsynthese
-Beteiligt bei der Bildung der Geschlechtshormone
-Immunsystem

Mangelsymptome
-Nachtblindheit
-erhöhte Infektanfälligkeit
-Austrocknen von Haut ,Haaren und Nägeln
-Müdigkeit
-hormonelle Störungen
-erhöhte Lichtempfindlichkeit
-Eisenmangel

mögliche Symptome bei längerer Überdosierung (Hypervitaminosen)
-Durchfall
-Kopfschmerzen
-lebertoxische Effekte
Vitamin A reichert sich bei längerer Überdosierung im Körper an!

Provitamin
Beta-Karotin, wird nur bei Bedarf umgewandelt. Da es auch in größeren
Mengen nicht toxisch wirkt, ist das die erste Wahl bei der Einnahme über
Nahrungsergänzungsmittel.
Beta-Karotin ist antioxidativ wirksam.

Achtung
In Studien, in denen künstlich hergestelltes Vitamin A bzw. Beta-Karotin
als Nahrungsergänzungsmittel zugeführt wurden, erhöhte sich bei
Rauchern die Krebswahrscheinlichkeit stark!

Quellen
Leber, Lebertran, Fisch, Eigelb, Milchprodukte

Tagesbedarf nach DGE, Erwachsene
0,8- 1 mg, bei Bcta-Karotin: 2-4 mg

Tagesbedarf nach orthomolekularer Medizin (OM), Erwachsene
0,3-3 mg, bei Beta-Karotin: 2-60 mg, evtl. mehr

Vitamin D (Calciferole)

Wird vom Körper bei ausreichend Sonneneinstrahlung selbst gebildet, wobei die Bildung bei hellhäutigen Menschen, im Vergleich zu dunklen Hauttypen, aufgrund des geringeren Schutzes wahrscheinlich schon bei geringerer Strahlungseinwirkung beginnt.

Funktionen
-Mineralstoffwechsel (Knochen, Zähne)
-Steuerung des Zellwachstums
-Immunsystem allgemein
-Kalzium- und Phosphataufnahme

Spielt wahrscheinlich eine wichtige Rolle im Bereich Anti-Aging, sowie bei der Vorbeugung, evtl. sogar der Behandlung, von Infektionen, Autoimmunerkrankungen (MS), Krebs und arteriosklerotischen Erkrankungen (Gefäßplaque→ Schlaganfall, Herzinfarkt, pAVK). Entsprechende Untersuchungen werden zur Zeit geführt.

Mangelsymptome
-Wachstumsstörungen, Rachitis, schlechte Zahnbildung und schlechte Muskulatur bei Kindern
-Osteomalazie, Osteoporose, erhöhte Knochenbrüchigkeit bei Erwachsenen
-erhöhte Krankheitsanfälligkeit allgemein

mögliche Symptome bei längerer Überdosierung (Hypervitaminosen)
(Nur durch Nahrungsergänzung möglich)
-Appetitlosigkeit
-Übelkeit
-starker Durst
-Erbrechen
-möglicherweise Beeinträchtigung der Nierentätigkeit
-möglicherweise Herzrhythmusstörungen

Provitamin
Ergosterol bzw. Provitamin D2 (pflanzlichen Ursprungs, Umwandlung unter Einwirkung von UV-Strahlung in biologisch aktive Form)

Quellen
-wird vom Körper selbst gebildet → Voraussetzung ist: ausreichend UV-Strahlung
-in Lebensmitteln in geringen Mengen enthalten: Lebertran, Fisch, Leber, Eigelb, Milchprodukte

Tagesbedarf nach DGE, Erwachsene
5-10 µg

Tagesbedarf nach orthomolekularer Medizin (OM), Erwachsene
5-25 µg, zum Teil mehr

Vitamin E (Tocopherole)

Funktionen
-Antioxidanz: schützt Fettsäuren in Zellmembranen, Lipoproteine (Cholesterol) und Speicherfett vor Oxidation
-beteiligt bei der Bildung der Geschlechtshormone, Samen- bzw. Eizellen
-Immunsystem
-Wundheilung
-Proteinstoffwechsel
-kann Ablagerungen (Plaque) in den Blutgefäßen vorbeugen
-kann Thrombosen vorbeugen

Mangelsymptome
-steigende Krankheitsanfälligkeit (schwächere Abwehr)
-Schwäche
-Müdigkeit
-Reizbarkeit
-Anstieg der LDL -Oxidation und damit erhöhte Arteriosklcroscgcfahr
-verschlechterte Wundheilung
-vermehrte Bildung bzw. Entstehung von Falten und Altersflecken
-erhöhte Thrombosegefahr

mögliche Symptome bei längerer Überdosierung (Hypervitaminosen)
Eine Überdosierung ist hier eher unwahrscheinlich und weitestgehend
unbekannt.
Eine übermäßige Menge kann, bei Gesunden, über Leber und Niere
ausgeschieden werden. Sollte es wider Erwarten doch zu einer starken
Überdosierung kommen, sind die Symptome eher unspezifisch, wie
Erbrechen, Übelkeit und allgemeiner Leistungsabfall.
Bei Blutgerinnungsstörungen werden jedoch Kontrollen empfohlen.

Quellen
-Weizenkeimöl (sehr hoher Gehalt)
-Sonnenblumenöl
-Olivenöl
-in vielen Lebensmitteln als Zusatz enthalten (Antioxidanz)
Pflanzliches Vitamin E wird vom Organismus besser aufgenommen als
synthetisches, daher sollten Sie natürliche Quellen, wie die genannten
Öle, bevorzugen.

Tagesbedarf nach DGE, Erwachsene
12-15 mg

Tagesbedarf nach orthomolekularer Medizin (OM), Erwachsene
70-700 mg, wird zum Teil noch überschritten

Vitamin K

Funktionen
-Regulierung der Blutgerinnung (Coenzym)
-beteiligt am Knochenstoffwechsel
-Regulierung des Zellwachstums
-Wundheilung

Mangelsymptome
Treten bei normaler Ernährung so gut wie nicht auf.
-verschlechterte Blutgerinnung
-Gefahr von Blutungen in Organen und Geweben

mögliche Symptome bei längerer Überdosierung (Hypervitaminosen)
Keine bekannt

Quellen
-grünes Gemüse

Tagesbedarf nach DGE, Erwachsene
60-80 µg

Tagesbedarf nach orthomolekularer Medizin (OM), Erwachsene
60-200 µg

Die wasserlöslichen Vitamine

Vitamin C (Ascorbinsäure)

Vermutlich ist dem Menschen die Fähigkeit Vitamin C selbst herzustellen im Laufe der Evolution abhanden gekommen. Es ist licht- und sauerstoffempfindlich.

Funktionen
-Antioxidanz
-Coenzym bei Kollagenbildung (Bindegewebe, Sehnen, Bänder, Knorpel, Haut, Knochen, Zähne, innere Organe)
-Coenzym im Aminosäurestoffwechsel
-Immunabwehr
-Cofaktor bei Hormonbildung
-an Fettverbrennung beteiligt
-Eisenaufnahme im Dünndarm

Mangelsymptome
-Bindegewebsschwäche bzw. -schäden
-Zahnfleischblutungen, Zahnausfall
-erhöhte Infektanfälligkeit
-Müdigkeit
-Schwäche
-schlechte Wundheilung
-Muskelschwund
-Entzündungen
-Durchfall
⇓
Skorbut

mögliche Symptome bei längerer Überdosierung (Hypervitaminosen)
Bislang ging man davon aus, dass, da Vitamin C gut wasserlöslich ist,
übermäßig aufgenommene Mengen problemlos ausgeschieden werden
und es deshalb zu keinerlei Hypervitaminosen kommen kann.
Vereinzelt kann jedoch Durchfall die Folge sein und bei Menschen mit
entsprechender Veranlagung kann die Nierensteinbildung gefördert
werden.

Quellen
Paprika, Zitrusfrüchte, Brokkoli, Spinat, Grün-, Rosen-, Weiß- und
Rotkohl, Sanddorn, schwarze Johannisbeere, Petersilie

Tagesbedarf nach DGE, Erwachsene
100 mg

Tagesbedarf nach orthomolekularer Medizin (OM), Erwachsene
200 mg, bis in den Grammbereich

Vitamin B-Komplex

Die B-Vitamine spielen eine entscheidende Rolle bei der Bereitstellung
von Energie und der Verwertung der Nährstoffe (Fette, Kohlenhydrate,
Eiweiße) durch unseren Organismus.
Sie sind Vorstufen von Coenzymen, äußerst wichtig für den Stoffwechsel
des Nervensystems und unterstützen das Immunsystem.
Aufgrund dieser Eigenschaften beeinflussen sie unsere
Leistungsfähigkeit, unsere Stimmungslage, unsere Krankheitsabwehr und
unsere Regenerationsfähigkeit immens.
Sie wirken im Verbund. Eventuelle Mangelerscheinungen sind meist auf
eine nicht ausreichende Versorgung mehrerer Bestandteile des B-
Komplexes zurückzuführen.

Vitamin B1(Thiamin)
(hitzeempfindlich)

Funktionen
-Coenzym im Kohlenhydrat- und Fettstoffwechsel
-Nervenerregung
-Hirntätigkeit

-Wachstum
-wirkt antioxidativ
-Leistungsabfall

Mangelsymptome
-Appetitlosigkeit
-Reizbarkeit
-Konzentrationsschwächen
-Kreislaufprobleme
-Leistungsabfall
-Schlafstörungen
-Verdauungsstörungen
-Neurologische Störungen
-Depressionen
-Muskelschwund und -krämpfe
-Herzmuskelschwäche
⇓
Beriberi Krankheit

mögliche Symptome bei längerer Überdosierung (Hypervitaminosen)
-bei oraler Aufnahme keine bekannt

Quellen
Bierhefe, Vollkorn, Hülsenfrüchte, Kartoffeln

Tagesbedarf nach DGE, Erwachsene
1-1,3 mg

Tagesbedarf nach orthomolekularer Medizin (OM), Erwachsene
10-300 mg

Vitamin B2(Riboflavin)
(hitzestabil aber lichtempfindlich)

Funktionen
-wichtige Rolle im Stoffwechsel und für Produktion von Antikörpern
-wichtig für Energiegewinnung (Fettverbrennung)
-antioxidativ
-wichtig für Bildung roter Blutkörperchen, Haut und Schleimhäute
-Umwandlung von Purinen in Harnsäure

-wichtig für Zellatmung
-wichtig für körperliche und geistige Leistungsfähigkeit

Mangelsymptome
-Wachstumsstörungen bei Kindern
-Entzündungen von Haut und Schleimhäuten
-Sehstörungen
-Erhöhte Infektanfälligkeit
-Antriebslosigkeit
-Zahnfleischentzündungen
-Leistungsabfall

mögliche Symptome bei längerer Überdosierung (Hypervitaminosen)
keine bekannt

Quellen
Milch, Fisch, Fleisch, Spargel, Käse, Eier, Pilze

Tagesbedarf nach DGE, Erwachsene
1,2-1,5 mg

Tagesbedarf nach orthomolekularer Medizin (OM), Erwachsene
5-400 mg

Vitamin B3(Niacin)
(wenig hitze-, licht- und sauerstoffempfindlich)

Funktionen
-wichtige Rolle im Stoffwechsel von Kohlenhydraten, Fetten und
Eiweißen
-wichtig für Energiegewinnung
-antioxidativ
-Reparatur von Erbsubstanz, Haut, Muskeln und Nerven
-senkt Blutfettwerte

Mangelsymptome
-Reizbarkeit
-Schlafstörungen
-Appetitlosigkeit
-Durchfall

-Demenz
-Hautentzündungen (Dermatitis)
-Pellagra
-Depressionen
-Leistungsabfall

mögliche Symptome bei längerer Überdosierung (Hypervitaminosen)
eher unwahrscheinlich, in seltenen Fällen jedoch Hitzewallungen,
Hautausschlag, Schwindel, Übelkeit, Durchfall

Quellen
Geflügel, Fisch, Leber, Pilze

Tagesbedarf nach DGE, Erwachsene
13-17 mg

Tagesbedarf nach orthomolekularer Medizin (OM), Erwachsene
20 mg, bis mehrere Gramm

Vitamin B5(Pantothensäure)
(hitzeempfindlich)

Funktionen
-Energiestoffwechsel (Umwandlung in Coenzym A)
-Hormonbildung
-beteiligt am Aufbau von Neurotransmittern (Botenstoffe der Nerven)
-beteiligt am Aufbau von Cholesterin, Vitamin D3
-Regeneration der Haut
-beteiligt am Bau von Immunzellen
-Muskelwachstum
-Blutbildung

Mangelsymptome
-Müdigkeit
-Schwäche
-Kribbeln bis Brennen in Händen und Füßen
-Schlaflosigkeit
-Depressionen
-Verdauungsstörungen
-Hautschäden

-erhöhte Infektanfälligkeit
-Leistungsabfall

mögliche Symptome bei längerer Überdosierung (Hypervitaminosen)
keine bekannt

Quellen
Weit verbreitet, z. B. in Bierhefe, Leber, Fisch, Eiern, Milch- und
Vollkornprodukten

Tagesbedarf nach DGE, Erwachsene
6 mg

Tagesbedarf nach orthomolekularer Medizin (OM), Erwachsene
5-1000 mg

Vitamin B6(Pyridoxin)
(lichtempfindlich, relativ hitzestabil)

Funktionen
-Coenzyme im Aminosäurestoffwechsel (Umbau von Nahrungseiweiß in
körpereigenes Eiweiß)
-wichtig für Immunsystem
-wichtig für Nervensystem
-beteiligt bei der Blutbildung
-Regulierung des Homocysteinspiegels

Mangelsymptome
-Reizbarkeit
-Schlafstörungen
-Appetitlosigkeit
-Durchfall
-Hautprobleme
-Störungen des Nervensystems
-Störungen des Immunsystems
-Bewegungsstörungen
-Muskelschwund
-erhöhte Infektanfälligkeit
-verstärkt Gefahr von Gefäßschädigungen (erhöhter Homocysteinspiegel)
-stark verschlechterte Eiweißverwertung

-Depressionen
-Leistungsabfall

mögliche Symptome bei längerer Überdosierung (Hypervitaminosen)
-Sehr selten und i. d. R. nur bei sehr hohen Dosierungen mit
Ergänzungsmitteln: Störungen der Haut und des Nervensystems, diese
verschwinden meist nach dem Absetzen.

Quellen
Weit verbreitet, z. B. in Fisch, Fleisch, Geflügel, Bierhefe,
Milchprodukten, Vollkornprodukten

Tagesbedarf nach DGE, Erwachsene
1,2-1,6 mg

Tagesbedarf nach orthomolekularer Medizin (OM), Erwachsene
5-200 mg

Folsäure(Vitamin B9)
(licht-, sauerstoff- und hitzeempfindlich)

Funktionen
-Aufbau der Erbsubstanz
-wichtig für Zellwachstum
-wichtig für Zellteilung
-beteiligt bei Blutbildung
-Aminosäurestoffwechsel
-Regulierung des Homocysteinspiegels
-Leistungsabfall

Mangelsymptome
-bei ungeborenen Kindern kann es infolge Folsäuremangels zu schweren
Missbildungen (offener Rücken, andere Neuralrohrdefekte),
möglicherweise auch zu Frühgeburten kommen
-eingeschränkte Produktion der roten Blutkörperchen
-verstärkt Gefahr von Gefäßschädigungen (erhöhter Homocysteinspiegel)
-verschlechterte Hirnleistung

mögliche Symptome bei längerer Überdosierung (Hypervitaminosen)
(nur bei stark erhöhter künstlicher Zufuhr)
-Magen-Darm Beschwerden
-Schlaflosigkeit
-Nervosität
-selten allergische Reaktionen

Quellen
Spinat, Salat, Vollkorn, Soja

Tagesbedarf nach DGE, Erwachsene
0,4 mg

Tagesbedarf nach orthomolekularer Medizin (OM), Erwachsene
0,4-5 mg

Biotin(früher auch Vitamin H oder B7)
(lichtempfindlich)

Funktionen
-Fettstoffwechsel
-Kohlenhydratstoffwechsel
-Nervenstoffwechsel
-Fettabbau
-Eiweißabbau
-Blutzuckerregulierung

Mangelsymptome
-gestörter Fettstoffwechsel
-Haarausfall
-Hautstörungen
-Muskelkrämpfe
-Unterzuckerung
-Leistungsabfall
-brüchige Nägel
-Müdigkeit
-erhöhte Blutfettwerte

-Appetitlosigkeit
-Angstzustände
-Kribbeln bis Brennen in Händen und Füßen

mögliche Symptome bei längerer Überdosierung (Hypervitaminosen)
-erhöhter Blutzucker

Quellen
Nüsse, Leber, Nieren, Bierhefe, Soja

Tagesbedarf nach DGE, Erwachsene
30-60 µg

Tagesbedarf nach orthomolekularer Medizin (OM), Erwachsene
0,2-5 mg

Vitamin B12(Cobalamin)
(lichtempfindlich)

Funktionen
-Coenzym im Methioninstoffwechsel (essentielle Aminosäure)
-Regulierung des Homocysteinspiegels
-Regeneration der Schleimhäute
-Zellteilung
-aktiviert Folsäure
-Bildung roter Blutkörperchen
-Aufbau und Regeneration der Erbsubstanz
-wichtig für Nervenfunktionen

Mangelsymptome
-Blutarmut
-Reizbarkeit
-Blässe
-Gedächtnisschwächen
-Schädigungen des Nervensystems
-Müdigkeit
-Leistungsabfall
-Schwäche
-verstärkt Gefahr von Gefäßschädigungen (erhöhter Homocysteinspiegel)

mögliche Symptome bei längerer Überdosierung (Hypervitaminosen)
-bei oraler Aufnahme keine bekannt

Quellen
Leber, Fisch, Milch, Eier

Tagesbedarf nach DGE, Erwachsene
3,0 µg

Tagesbedarf nach orthomolekularer Medizin (OM), Erwachsene
5,0- 1000 µg

Erläuterung Homocystein
Im Stoffwechsel der essentiellen Aminosäure Methionin entsteht
Homocystein als Zwischenprodukt, das unter normalen Bedingungen
unter Einfluss von B6, B12 und Folsäure rasch weiter verstoffwechselt
wird.
Es hat jedoch toxische Eigenschaften und wird mittlerweile als eine
weitere entscheidende Ursache für Gefäßerkrankungen gesehen. Ein
Mangel an den Vitaminen B6, B12 und Folsäure lässt den
Homocysteinspiegel im Blut ansteigen und das Risiko für Schlaganfall,
Herzinfarkt, Demenz und ein Nachlassen der Sehkraft steigt stark an.
Auch hier laufen derzeit entsprechende Studien und Untersuchungen bzw.
Forschungen.

Vitaminoide

Neben den Vitaminen rücken derzeit auch sogenannte Vitaminoide, also
vitaminähnliche Substanzen, die der gesunde Körper in begrenzten
Mengen selbst herstellen kann, immer stärker ins Interesse der
Forschung.
Am bekanntesten sind: L-Carnitin, Coenzym Q10 und α-Liponsäure.

Im Folgenden lesen Sie einen kleinen Überblick über Funktion und
Wirkung.

L-Carnitin

Funktion / Wirkung
-Ist ein wichtiger Trägerstoff bei der Fettverbrennung und deshalb entscheidend an der Energiegewinnung aus Fetten beteiligt.
-Der Wirkungsgrad von zusätzlich durch die Nahrung aufgenommenem L- Carnitin ist abhängig von der Kohlenhydratzufuhr und körperlicher Aktivität, das heißt: eine optimale Wirkung wird dann erzielt, wenn der Großteil der benötigten Energie aus langkettigen Fettsäuren (Speicherfett) gewonnen wird (niedriger Insulinspiegel, aerobes Training).
-Verbesserung der Blutfettwerte

L- Carnitin werden noch weitere gesundheitsfördernde Eigenschaften nachgesagt, diese bedürfen allerdings genauerer wissenschaftlicher Klärung.
Die hier aufgeführten Wirkungen sind mittlerweile durch seriöse Studien bestätigt.

Quellen
Rind, Schaf-, Ziegen- und Krabbenfleisch, Nahrungsergänzung

Bei Verwendung von Konzentraten zum Zwecke des verbesserten Fettabbaus sind qualitativ hochwertige Produkte zu bevorzugen.
Empfohlen wird 1g bis max. 2g täglich, etwa 20-30 Minuten vor dem Training oder abends, einzunehmen.

Coenzym Q10(Ubichinon)

Funktion / Wirkung
-Coenzym im Energiestoffwechsel aller Zellen und damit wichtig für die körperliche und geistige Leistungsfähigkeit
-Antioxidanz

Quellen
Nüsse, fetter Fisch, Leber, Soja

Eine Zufuhr über Nahrungsergänzungsmittel ist hier relativ umstritten, da verwertbare Langzeitstudien im Moment nicht vorliegen.
In der orthomolekularen Medizin werden zwischen 15 und 300 mg pro Tag empfohlen.

α-Liponsäure

Funktion / Wirkung
-Leberschutz
-Coenzym im Energiestoffwechsel
-Antioxidanz
-kann möglicherweise verbrauchte Antioxidantien regenerieren
-nervenschützend
-kann Schwermetalle ausleiten

Quellen
Innereien, Fleisch, Fisch

Auch hier besteht wissenschaftlicher Klärungsbedarf.
In der orthomolekularen Medizin werden zwischen 100 und 600 mg pro Tag empfohlen.

Zufuhrempfehlungen

Aufgrund des individuell stark variierenden Bedarfs und des unterschiedlichen Gehalts in Nahrungsmitteln ist es schwer möglich, abschließend Empfehlungen abzugeben.
Erschwerend kommt hinzu, dass der Bedarf in vielen Fällen kontrovers diskutiert wird und wissenschaftliche Klärungen oft noch ausstehen.

Prinzipiell sollte man natürliche Quellen bevorzugen.
Zu beachten ist, dass viele Vitamine in Obst und Gemüse durch Transport, Verarbeitung und Zubereitung (schälen) verlorengehen können.
Gleiches gilt bei Säften, mit Ausnahme der frisch ausgepressten und der sogenannten Direktsäfte.

In Untersuchungen stellte man kürzlich fest, dass ein Großteil der hiesigen Bevölkerung von einem Vitaminmangel betroffen ist.
Die DGE führt dies auf einen zu geringen Konsum an Obst und Gemüse zurück. Für Erwachsene sind ca. 400g Gemüse und ca. 250g Obst pro Tag empfohlen, aufgeteilt auf etwa 4-5 Mahlzeiten.

Wer sich an diese Vorgaben hält, dürfte ausreichend versorgt sein, individuelle Sicherheit wird aber nur ein entsprechend kostenaufwändiger Bluttest bringen.

Zusammenfassung

1.) Vitamine sind keine Nährstofflieferanten, aber dennoch lebensnotwendige Substanzen, die mit der Nahrung aufgenommen werden müssen (Ausnahme: Vitamin D3).

2.) Man unterscheidet zwischen fett- und wasserlöslichen Vitaminen, wobei die fettlöslichen besser gespeichert werden können, die wasserlöslichen regelmäßig zugeführt werden müssen (Ausnahme B12).

3.) Die Vitamine A,D,E und K sind fettlöslich, C und die B-Vitamine sind wasserlöslich.

4.) Vitamine haben die unterschiedlichsten Aufgaben in unserem Stoffwechsel, so gut wie alle Prozesse in unserem Organismus werden von ihnen beeinflusst.

Ihre persönlichen Orientierungsaufgaben

Analysieren Sie Ihr Ernährungsprotokoll:

Wie hoch ist der etwaige Obst- und Gemüseanteilanteil in Ihrer Ernährung?

Vergleichen Sie ihn mit den DGE-Empfehlungen (etwa 400g Gemüse, etwa 250g Obst pro Tag).

Notieren Sie sich die Ergebnisse!

Bastian van Burgen

Mein

Ernährungstrainer

Kapitel 6:

Mineralstoffe

Kapitel 6

Mineralstoffe

Allgemein

Auch die Mineralstoffe sind keine Energielieferanten.
Es handelt sich um lebensnotwendige, anorganische, also leblose Stoffe, die wir ebenfalls mit der Nahrung zuführen.
Sie kommen oft auch als Verbindung vor (Bsp. Natrium-Chlorid).
Sie alle sind wasserlöslich, in Wasser gelöst nennt man sie Elektrolyte.
Dabei besteht ein enger Zusammenhang mit dem Flüssigkeitshaushalt in unserem Körper.
Gleichzeitig sind sie Bestandteile von Hormonen, Enzymen, Proteinstrukturen, an vielen unterschiedlichen Prozessen in entscheidender Weise beteiligt und somit ebenfalls von elementarer Bedeutung für unseren Organismus.

Einteilung

Man unterscheidet anhand ihres mengenmäßigen Vorkommens und Bedarfs zwischen Mengen- und Spurenelementen.
Der tägliche Bedarf liegt bei den Mengenelementen über 100mg, bei den Spurenelementen unter 100mg.
Zu den Mengenelementen gehören: Calcium, Magnesium, Phosphor, Kalium, Natrium, Chlor und Schwefel.
Zu den Spurenelementen gehören: Eisen, Kupfer, Jod, Mangan, Fluor, Selen, Zink, Kobalt, Chrom und Molybdän.
Es gibt auch Einteilungen nach der Funktion in Bau- und Reglerstoffe, wobei hier Abgrenzungen teilweise schwierig sind, da sich die Funktionen zum Teil überschneiden.
Man kann jedoch sagen, dass die Mengenelemente am Aufbau der Körpersubstanz entscheidend beteiligt sind.

Die Spurenelemente wirken eher als Helfer bzw. Regler bei den unterschiedlichsten enzymatischen und hormonellen Prozessen in unserem Organismus, wobei einige aufgrund ihrer antioxidativen Wirkung wichtige Bestandteile des Immunsystems sind.

Der Säure-Basen-Haushalt

Neben dem Wasserhaushalt beeinflussen die Elektrolyte auch den sogenannten *Säure- Basen- Haushalt.*
Zur besseren Verständlichkeit bleibt auch hier ein kleiner Exkurs in die Biochemie nicht aus, ich verspreche ihn so kurz und verständlich wie möglich zu halten.
Fast alle Stoffwechselvorgänge in unserem Organismus sind an einen bestimmten *ph- Wert* gebunden.
Der ph- Wert, viele von Ihnen werden sich vielleicht noch an die Teststreifen aus dem "geliebten" Chemieunterricht erinnern, zeigt an, ob eine Lösung neutral, sauer oder basisch ist.
Ein Wert oberhalb von 7 zeigt basische, unterhalb von 7 saure Lösungen an, der Wert wird 7 als neutral bezeichnet.
Der ph- Wert des Blutes beispielsweise beträgt 7,4 und der der Haut 5,5.
Der ph- Wert des Magensaftes liegt, je nach Füllung des Magens, zwischen 1 und 4, also in einem stark sauren Bereich.
Dieser Bereich ist notwendig für die Verdauung.
Um zu verhindern, dass der Magen selbst durch den aggressiven Magensaft angegriffen und zersetzt wird, ist er in seinem Inneren mit der Magenschleimhaut ausgekleidet.
Bei den verschiedenen Stoffwechselvorgängen (Energiegewinnung) im Körper kann es aufgrund biochemischer Reaktionen zu Abweichungen vom jeweils optimalen ph- Wert kommen, oft in Richtung saures Milieu.
Unser Körper scheidet dann die überflüssige Säure aus, bzw. besitzt entsprechende Puffersysteme, um Abweichungen wieder auszugleichen.
Zu diesen Puffersystemen gehören auch Mineralstoffe.
Die Vorgänge und Systeme zur Aufrechterhaltung eines jeweils optimalen ph- Wertes in ihrer Gesamtheit nennt man den Säure- Basen- Haushalt.
Auch Bewegung trägt zu einem ausgeglichenen Säure- Basen- Haushalt bei.

Bei Krankheiten, wie Störungen der Nieren - und der Lungenfunktion, des Stoffwechsels, sowie bei starkem Elektrolytverlust (Durchfall, Erbrechen), aber auch bei chronischem Stress und einseitiger Ernährung kann dieses System überlastet und der ph- Wert dauerhaft verschoben werden.

Ist das der Fall, kann der Organismus nicht mehr optimal arbeiten, viele Enzyme, Vitamine und Antioxidantien wirken nur eingeschränkt oder gar nicht, da auch sie auf bestimmte Werte angewiesen sind.

Je nach Stärke und Richtung (saures oder basisches Milieu) der Verschiebung sind die Symptome unterschiedlich und meist recht unspezifisch.

Starke Verschiebungen können aber durchaus bis zum Koma führen.

Bedingt durch die vorherrschenden Lebens- und Ernährungsgewohnheiten (fehlende Bewegung, zu wenig basische Kost) in unseren Breiten, dürften sich die meisten Menschen hier eher im Bereich einer leichteren, oftmals dauerhaften Verschiebung in den sauren Bereich befinden.

Das führt zu Verdauungsproblemen und zu Leistungsminderung.

Weiterhin werden Krankheiten wie Osteoporose begünstigt, da der Organismus zum Ausgleich Mineralstoffe aus anderen Strukturen wie Knochen, Zähne, Bindegewebe, Knorpel etc. abzieht und so diese Strukturen nachhaltig schwächt.

Hinzu kommt meist eine erhöhte Krankheitsanfälligkeit, da Teile des Immunsystems in ihrer Funktion eingeschränkt werden.

säure-und basenbildende Lebensmittel

Man unterscheidet zwischen säure- und basenbildenden Lebensmitteln.

säurebildende Lebensmittel

-Getreideprodukte
-Fleisch und Wurst
-Fisch
-Käse
-Eier
-Nüsse (außer Mandeln)
-kohlensäurehaltige Getränke
-Hülsenfrüchte

-Auszugsmehl
-Industriezucker
-Süßigkeiten

basenbildende Lebensmittel (wenn keine Störung vorliegt)

-saures Gemüse (Spargel, Rosenkohl, Artischocken)
-Obst (außer Nüsse)
-Fruchtsäfte
-Bier
-Wein
-Molke
-Joghurt

basenbildende Lebensmittel (ohne Vorbehalt)

-stille Mineralwässer (abhängig von Elektrolytgehalt)
-Gemüse
-Macca
-Banane (reif)
-Kräuter
-Algen
-Rosinen
-Feigen
-Süßmolke
-Kartoffeln

Öle und Fette sind keiner Gruppe eindeutig zuzuordnen, sie sind eher neutral.

Testmöglichkeiten

Die einfachste Möglichkeit, seinen Säure- Basen- Haushalt zu bestimmen, ist die sogenannte Urindiagnostik (Mittelstrahl), da überschüssige Säuren vermehrt über den Urin ausgeschieden werden. In der Apotheke erhalten Sie die entsprechenden Teststreifen. Zu beachten ist dabei zum einen, dass die Werte schwanken: morgens kann der ph- Wert leicht sauer sein, abends kann er sich ruhig

im leicht basischen Bereich bewegen und zum anderen, dass nur regelmäßige Tests über einen längeren Zeitraum (etwa eine Woche) wirklich aussagekräftig sind.
Eine Blutgasanalyse ist wesentlich aufwändiger, aber detaillierter .
Wie im vorangegangenen Kapitel folgt nun ein entsprechender Überblick.
Er enthält die wichtigsten Informationen über die vom Menschen benötigten, also essentiellen, Mineralstoffe eingeteilt nach Funktionen, Vorkommen, mögliche Mangelerscheinungen und eventuelle Überdosierungssymptomen.
Wie bereits bei den Vitaminen angesprochen gibt es auch hier in der Wissenschaft zum Teil sehr unterschiedliche Auffassungen, vor allem was Bedarf und Zufuhrempfehlungen betrifft. Deshalb gebe ich hier gleichermaßen die Empfehlungen der DGE und die der orthomolekularen Medizin an, wieder ohne eine Wertung vorzunehmen.
Es sind auch hier noch längst nicht alle Wechselwirkungen und Prozesse erforscht.
Zudem ist es so gut wie unmöglich, eine mengenmäßige Angabe über den Mineralstoffgehalt in Lebensmitteln zu machen, da dieser ebenfalls aufgrund zahlreicher Faktoren, wie Anbaugebiet und -methodik (Bodenqualität), Zucht, Verarbeitung, Zubereitung etc., stark variiert.

Die Mengenelemente

Überdosierungserscheinungen sind hier eher unwahrscheinlich, da auch größere Mengen von Gesunden toleriert und problemlos ausgeschieden werden können.

Calcium

Voraussetzung für eine optimale Aufnahme ist eine ausreichende Versorgung mit dem Vitamin D3!

Funktionen
-Bestandteil von Knochen- und Zahnstruktur sowie aller Gewebe und Organe
-wichtig für Muskel-, Herz- und Nervenfunktion
-beteiligt am Energiestoffwechsel
-beteiligt an Blutgerinnung
-stabilisiert Zellmembranen

-aktiviert Enzyme und Hormone
-Reizleitung
-Gegenspieler von Magnesium
-Regulation des Säure- Basen- Haushalts

Mangelsymptome
-Demineralisierung von Knochen und Zähnen
-Muskelkrämpfe, -zucken
-Rachitis
-schlechtere Blutgerinnung

mögliche Symptome bei längerer Überdosierung
(selten, da größere Mengen bei Gesunden ausgeschieden werden
können):
-Müdigkeit
-Erbrechen
-Verstopfung
-Leistungsminderung
-Nierensteine
-Phosphatmangel
-gesteigerte Gefahr von Kalkablagerungen

Quellen
Milchprodukte

Tagesbedarf nach DGE, Erwachsene
1000-1200 mg

Tagesbedarf nach orthomolekularer Medizin (OM), Erwachsene
500-2000mg

Bei einer Zufuhr von kombinierten Calcium- Magnesium Präparaten
sollte ein Verhältnis von 2 zu 1 bestehen, da eine optimale Aufnahme
sonst nicht gewährleistet ist.

Magnesium

Funktionen
-Gegenspieler von Calcium
-wichtig für Knochen- und Zahnstruktur, sowie für alle Gewebe und Organe
-wichtiger Enzymaktivator im Energiestoffwechsel
-Reizleitung
-stabilisiert Zellmembranen
-Regulation des Säure- Basen- Haushalts
-kann den Blutruck senken

Mangelsymptome
-Muskelkrämpfe, Muskelzucken
-gesteigerte Reizübertragung auf die Muskulatur
-Wachstumsstörungen
-Leistungsminderung
-Kopfschmerzen
-Störungen der Herzfunktion
-Übelkeit
-schlechter Energiestoffwechsel
-gesteigerte Gefahr von Kalkablagerungen

mögliche Symptome bei längerer Überdosierung
(unwahrscheinlich, da größere Mengen bei Gesunden ausgeschieden werden können)
-Durchfall
-geringere Erregbarkeit von Nerven und Muskulatur
-Störungen der Herzfunktion
-Übelkeit
 Schwäche
-Blutdruckabfall

Quellen
Vollkornprodukte, Bananen, Kaffee, Kakao

Tagesbedarf nach DGE, Erwachsene
300- 400 mg

Tagesbedarf nach orthomolekularer Medizin (OM), Erwachsene
200-1000 mg

Phosphor (Phosphat)

Voraussetzung für eine optimale Aufnahme ist eine ausreichende
Versorgung mit dem Vitamin D3!
Die Stoffwechsel von Phosphat und Calcium stehen in enger Beziehung
zueinander.

Funktionen
-ebenfalls Baustein für Knochen und Zähne
-Energiestoffwechsel
-beteiligt am Aufbau lebensnotwendiger Substanzen (Erbinformation,
Nerven, Gehirn)
-Regulation des Säure- Basen- Haushalts
-Enzymbestandteil

Mangelsymptome
-Demineralisierung von Knochen und Zähnen
-Rachitis
-Müdigkeit
-Leistungsminderung
-Störungen des Säure- Basen- Haushalts

mögliche Symptome bei längerer Überdosierung
(unwahrscheinlich, da größere Mengen über Nieren und Schweiß
ausgeschieden werden können):
-Kalziummangelerscheinungen
↓
-Demineralisierung von Knochen und Zähnen
-Müdigkeit
-Leistungsminderung

Quellen
Milch, Milchprodukte

Tagesbedarf nach DGE, Erwachsene
geschätzt, etwa 700 mg

Tagesbedarf nach orthomolekularer Medizin (OM), Erwachsene
geschätzt, etwa 800-900 mg

Natrium

(Regulation abhängig von Chloridhaushalt, da sie in Lebensmitteln
gemeinsam vorkommen)

Funktionen
-Regulation von Wasserhaushalt und Blutdruck
-Regulation des Säure- Basen- Haushalts
-Gegenspieler von Kalium
-zuständig für den Druck außerhalb der Zelle
-Entstehung und Weiterleitung von Reizen
-aktiviert Enzyme

Mangelsymptome
-gestörter Wasserhaushalt
-Dehydration
-Übelkeit
-Erbrechen
-Leistungseinbruch
-niedriger Blutdruck
-Muskelkrämpfe
-Störungen des Säure- Basen- Haushalts

mögliche Symptome bei längerer Überdosierung
(selten, da größere Mengen über Nieren und Schweiß ausgeschieden
werden können):
-Steigerung des Blutdrucks
-erhöhte Wassereinlagerungen

Quellen
Bestandteil von Kochsalz (Natriumchlorid) und somit den meisten
zubereiteten Lebensmitteln

Tagesbedarf nach DGE, Erwachsene
550 mg

Tagesbedarf nach orthomolekularer Medizin (OM), Erwachsene
2-3 g

Durch die vorherrschenden Ernährungsgewohnheiten hierzulande (hoher
Salzkonsum) ist der empfohlene Bedarf an Natrium als auch an Chlorid

mehr als ausreichend gedeckt.
Die Empfehlungen stellen eine Untergrenze dar, die im
durchschnittlichen Verbrauch jedoch weit übertroffen wird. Bei Sportlern
kann indes ein höherer Konsum empfehlenswert sein.

Kalium

Funktionen
-Regulation des Wasserhaushalts im Körper
-Regulation des Säure-Basen-Haushaltes
-Gegenspieler von Natrium
-zuständig für den Druck innerhalb der Zelle (Zellvolumen)
-Reizweiterleitung
-wichtig für Herztätigkeit
-beteiligt am Energiestoffwechsel

Mangelsymptome
-Leistungsminderung
-Schwäche
-Übelkeit
-Störungen der Herzfunktion
-Verstopfung
-Müdigkeit
-Störungen des Säure- Basen- Haushalts

mögliche Symptome bei längerer Überdosierung
(unwahrscheinlich, da größere Mengen über Nieren und Schweiß
ausgeschieden werden können):
-Durchfall
-Leistungsminderung
-Schwäche
-Übelkeit
-Störungen der Herzfunktion

Quellen
Bananen, Kaffee, Muskelfleisch

Tagesbedarf nach DGE, Erwachsene
2000 mg

Tagesbedarf nach orthomolekularer Medizin (OM), Erwachsene
100-2000 mg

Chlorid (Chlor)

(Regulation abhängig von Natriumhaushalt, da sie in Lebensmitteln gemeinsam vorkommen)

Funktionen
-Regulation des Wasserhaushaltes
-Druckausgleich zwischen Zellen und Zellzwischenräumen
-wichtig für Produktion von Magensaft
-Regulation des Säure- Basen- Haushalts

Mangelsymptome
-Schwäche
-Störungen des Wachstums
-Störungen des Säure- Basen- Haushalts
-Muskelkrämpfe
-Störungen der Herzfunktion

mögliche Symptome bei längerer Überdosierung
(selten, da größere Mengen über Nieren und Schweiß ausgeschieden werden können):
-Erhöhung des Blutdrucks
-erhöhte Wassereinlagerungen

Quellen
Bestandteil von Kochsalz (Natriumchlorid) und somit den meisten zubereiteten Lebensmitteln

Tagesbedarf nach DGE, Erwachsene
830 mg

Tagesbedarf nach orthomolekularer Medizin (OM), Erwachsene
keine Angaben

Schwefel

Funktionen
-Bestandteil vieler Eiweißstrukturen
-Bestandteil von Biotin und Vitamin B1
-beteiligt an vielen biochemischen Prozessen
-besonders in Haut, Bindegewebe, Haaren und Nägeln vertreten

Mangelsymptome
nicht bekannt, da ausreichende Versorgung über Proteine derzeit in
unseren Breiten vorausgesetzt wird

mögliche Symptome bei längerer Überdosierung
-nicht bekannt
-möglicherweise behinderte Jodaufnahme

Quellen
Milchprodukte, Eier, Fleisch, Lauch

Tagesbedarf nach DGE, Erwachsene
keine Angaben

Tagesbedarf nach orthomolekularer Medizin (OM), Erwachsene
850 mg

Die Spurenelemente

Wie der Name schon sagt kommen sie im menschlichen Körper nur in
Spuren vor.
Trotz ihres mengenmäßig geringen Vorkommens sind sie von elementarer
Bedeutung für einen gesunden, gut funktionierenden Organismus.
Neben den derzeit für den Menschen als essentiell eingestuften
Spurenelementen Eisen, Kupfer, Jod, Mangan, Fluorid, Selen, Zink,
Kobalt, Chrom und Molybdän existieren noch weitere, deren Funktion
und Bedarf zu diesem Zeitpunkt nicht eindeutig geklärt sind.
Selbst bei den momentan als essentiell eingestuften Spurenelementen
besteht zum Teil noch Nachforschungsbedarf.
Alle Spurenelemente haben, wenn sie in zu großen Mengen
aufgenommen werden, toxische Eigenschaften.

Eisen

Funktionen
-Schlüsselfunktion bei Blutbildung (roter Blutfarbstoff)
-entscheidende Rolle bei der Sauerstoffversorgung von Geweben und
Organen in unserem Organismus
-Bestandteil von Gewebsenzymen (Energiestoffwechsel)

Mangelsymptome
-schlechte Sauerstoffversorgung von Organen und Geweben
-Blutarmut
↓
-Blässe
-Leistungseinbruch
-Schwäche
-rasches Ermüden
-Atemnot
-Störungen der Nahrungsaufnahme

mögliche Symptome bei längerer Überdosierung
-Erbrechen
-Durchfall
-Schock
-Krämpfe
-Entzündung der Leber (Leberzirrhose)
-Schädigungen von Milz, Herz, Haut, Bauchspeichel- und Schilddrüse
-Diabetes Typ 2

Quellen
Fleisch (rot), Leber

Tagesbedarf nach DGE, Erwachsene
10-15 mg

Tagesbedarf nach orthomolekularer Medizin (OM), Erwachsene
10-200 mg

Jod

Funktionen
-möglicherweise antioxidativ
-grundlegender Bestandteil der Schilddrüsenhormone und damit der
Schilddrüsenfunktion

-wichtig für Wachstum und Entwicklung
-Regulation von Energiehaushalt und Körpertemperatur

Mangelsymptome
-Kropfbildung
-Müdigkeit
-Leistungsminderung
-gesteigertes Schlafbedürfnis
-Entwicklungsstörungen bei Kindern
-Konzentrationsstörungen
-Gewichtszunahme

mögliche Symptome bei längerer Überdosierung
(eher unwahrscheinlich)
-Atemnot
-Schwindel
-Hautausschlag
-Beschwerden im Magen- Darm- Trakt
-Braunfärbung von Mund und Rachen
-Verätzungen der Schleimhaut mit Blutungen

Quellen
Seefisch, Meeresfrüchte, Algen

Tagesbedarf nach DGE, Erwachsene
150-200 µg

Tagesbedarf nach orthomolekularer Medizin (OM), Erwachsene
100-200 µg

Mangan

Funktionen
-Enzymbestandteil
-wichtig für Insulinproduktion
-beteiligt am Aufbau von Bindegewebe, Knorpeln und Knochen
-Energiestoffwechsel
-Bestandteil wichtiger Antioxidantien
-Bildung von Harnstoff
-wichtig für Insulinproduktion
-Pigmentbildung

Mangelsymptome
(beim Menschen relativ unbekannt)
-geringe Enzymaktivität
-verschlechterte Regeneration nach Belastungen(Knorpel, Knochen)
-Gliederschmerzen
-Leistungsminderung
-Appetitverlust
-Pigmentstörungen

mögliche Symptome bei längerer Überdosierung
(sehr selten, z.B. bei Bergarbeitern durch Einatmen von Staub):
-Konzentrationsstörungen
-Gedächtnisstörungen
-Entzündungen
-Müdigkeit
-steife Muskulatur
-Symptome ähnlich Parkinson

Quellen
Innereien, Hafer, Soja

Tagesbedarf nach DGE, Erwachsene
2-5 mg

Tagesbedarf nach orthomolekularer Medizin (OM), Erwachsene
2-30 mg

Kupfer

Funktionen
-Enzymbestandteil
-Bestandteil wichtiger Antioxidantien
-beteiligt bei Energiegewinnung
-wichtig bei Blutbildung
-wichtig für Bindegewebe
-wirkt entzündungshemmend
-Pigmentbildung der Haut
-wichtig für das Nervensystem

Mangelsymptome
(weitestgehend unbekannt)
-erhöhte Entzündungsneigung
-Pigmentstörungen
-Blutarmut
-Störungen des Nervensystems
-erhöhte Krankheitsanfälligkeit allgemein

mögliche Symptome bei längerer Überdosierung
-Übelkeit
-Durchfall
-Erbrechen
-Störungen des Blutbildes
-Zinkmangel

Quellen
Käse, Leber, Muscheln, Nüsse

Tagesbedarf nach DGE, Erwachsene
1-1,5 mg

Tagesbedarf nach orthomolekularer Medizin (OM), Erwachsene
1-3 mg

Chrom

Funktionen
-wichtig für Energiestoffwechsel
-wichtig für Zuckerverwertung
-beteiligt am Fettstoffwechsel
-kann wahrscheinlich das "schlechte" LDL- Cholesterin senken
-beschleunigt Regeneration der Muskulatur (verbesserter Eiweißstoffwechsel)

Mangelsymptome
-verschlechterte Zuckertoleranz
-Steigerung der Diabetesgefahr (Typ 2)
-Verschiebung der Blutfettwerte in Richtung LDL- Cholesterin
-Empfindungsstörungen der Füße
-Konzentrationsschwächen
-Nervosität
-Gereiztheit
-verschlechterte Regeneration nach Belastungen

mögliche Symptome bei längerer Überdosierung
(sehr selten, z.B. bei Arbeitern in Färbereien, Gerbereien, in der Stahlproduktion):
-Bronchitis
-Asthma
-Nasenbluten
-Bindehautentzündung
-Ekzeme
-Magenprobleme

Quellen
Bierhefe, Hülsenfrüchte, Fleisch

Tagesbedarf nach DGE, Erwachsene
30-100 µg

Tagesbedarf nach orthomolekularer Medizin (OM), Erwachsene
50-200 µg, evtl. mehr

Fluorid

Funktionen
-stabilisiert und härtet Zähne und Knochen
-Säureschutz für die Zähne
-Kariesprophylaxe

Mangelsymptome
-gesteigerte Anfälligkeit für Karies
-Demineralisierung von Knochen und Zähnen

mögliche Symptome bei längerer Überdosierung
-Erweichung des Zahnschmelzes
-Flecken auf den Zähnen (erst weiß, später bräunlich)
-Demineralisierung von Knochen und Zähnen, da Verhältnis zu Calcium gestört
-Übelkeit
-Krämpfe

Quellen
Speisesalz mit Fluor- Zusatz, Ölsardinen, Zahncreme und Mundspülung mit Zusatz an Fluorid

Tagesbedarf nach DGE, Erwachsene
3 mg

Tagesbedarf nach orthomolekularer Medizin (OM), Erwachsene
1-3 mg

Zink

Funktionen
-wichtig für Wachstum und Entwicklung
-Energiestoffwechsel
-Eiweißstoffwechsel
-beteiligt an Hormonbildung (Insulin, Schilddrüse, Wachstums- und Geschlechtshormone)
-Insulinspeicherung
-Reizleitung der Nerven
-wichtiger Bestandteil des Immunsystems

-Bestandteil von Enzymen
-beeinflusst Geruch und Geschmack

Mangelsymptome
-erhöhte Krankheitsanfälligkeit allgemein
-schlechte Wundheilung
-Konzentrationsschwächen
-verschlechterte Regeneration nach Belastungen allgemein
-veränderter Geruchs- und Geschmackssinn
-Leistungseinbruch
-Entwicklungsstörungen bei Kindern
-Konzentrationsstörungen
-Haarausfall
-brüchige Nägel
-nachlassende Libido
-Hautprobleme

mögliche Symptome bei längerer Überdosierung
-Kupfermangel
-Übelkeit
-Magenprobleme
-Blutarmut
-Kopfschmerzen

Quellen
Austern, Innereien

Tagesbedarf nach DGE, Erwachsene
7-10 mg

Tagesbedarf nach orthomolekularer Medizin (OM), Erwachsene
10-30 mg, zum Teil mehr

Molybdän

Funktionen
-Bestandteil von zum Teil antioxidativen Enzymen
-wichtig für Eiweißstoffwechsel
-Harnsäurebildung (zersetzt Purine)
-Energiestoffwechsel

-Abbau von Harnsäure
-begünstigt wahrscheinlich die Speicherung von Fluor
-hemmt Kariesbildung

Mangelsymptome
(wenig bekannt)
-verschlechterter Eiweißstoffwechsel
-verschlechterte Harnsäurebildung und damit höhere Belastung für den
Organismus
-Übelkeit
-Magenprobleme
-Erregtheit

mögliche Symptome bei längerer Überdosierung
(eher unwahrscheinlich):
-Gelenkschmerzen
-gichtähnliche Symptome

Quellen
Soja, Innereien, Eier

Tagesbedarf nach DGE, Erwachsene
50-100 µg

Tagesbedarf nach orthomolekularer Medizin (OM), Erwachsene
60-500 µg

Kobalt

Funktionen
-Bestandteil von Vitamin B12
-Enzymaktivator

Mangelsymptome
-siehe Vitamin B12

mögliche Symptome bei längerer Überdosierung
(Vorkommen als freies Molekül, sehr selten, tritt eher bei Bergarbeitern
oder Metallarbeitern auf)
-Übelkeit

-Magenprobleme
-Atemnot
-Herzprobleme
-gestörte Schilddrüsenfunktion

Quellen
Leber, Fisch, Milch, Eier (als Vitamin B12)

Tagesbedarf nach DGE, Erwachsene (als Vitamin B12)
3 µg

Tagesbedarf nach orthomolekularer Medizin (OM), Erwachsene (als Vitamin B12)
5-1000 µg

<u>Selen</u>

Abgesehen von Gegenden im Küstenbereich gilt Deutschland als Selenmangelgebiet.

Funktionen
-starke Antioxidanz
-wirkt entgiftend (kann Schwermetalle binden)
-schützt die Erbsubstanz
-aktiviert Schilddrüsenhormone
-beugt bei regelmäßiger Einnahme wahrscheinlich bestimmten Krebsarten vor
-unterstützt Immunsystem

Mangelsymptome
-verschlechtertes Immunsystem
-erhöhte Krankheitsanfälligkeit allgemein
-Gefahr von arteriosklerotischen Erkrankungen wie Herzinfarkt, Schlaganfall, pAVK kann ansteigen
-Gefahr an Krebs zu erkranken kann ansteigen
-Störungen der Schilddrüsenfunktion

mögliche Symptome bei längerer Überdosierung
-Übelkeit
-Erbrechen

-Durchfall
-Magenprobleme
-Kopfschmerzen
-Haarausfall

Quellen
Seefisch (Thun), Leber

Tagesbedarf nach DGE, Erwachsene
30-70 µg

Tagesbedarf nach orthomolekularer Medizin (OM), Erwachsene
50-200 µg

Die Spurenelemente Silizium, Vanadium, Lithium, Blei, Bor, Nickel, Zinn, Arsen und Cadmium werden derzeit als nicht essentiell für den Menschen eingestuft.

Verwertbarkeit

Man geht mittlerweile davon aus, dass unser Organismus Mineralstoffe, die an organische Stoffe wie Aminosäuren (Bestandteile von Proteinen) gekoppelt sind, wesentlich besser verwerten kann.
Diese Verbindungen aus organischen und anorganischen Stoffen nennt man Chelate.
Die organischen Stoffe fungieren bei der Aufnahme als eine Art Trägerstoff.
Man kann sich das so vorstellen, als würden die leblosen Mineralstoffe auf der einen Seite eines Flusses ins Wasser geworfen werden.
Sie werden aber auf der anderen Seite benötigt.
Unser Organismus muss nun Boote schicken, um sie aus dem Wasser zu fischen und zu ihrem Bestimmungsort zu bringen.
Das ist sehr aufwändig und umständlich, da in der Zwischenzeit Mineralstoffe verlorengehen können und auch nur eine bestimmte Anzahl an Booten bereitgestellt werden kann.
Wenn nun zu den Mineralstoffen die passenden Boote (inklusive Besatzung) für den Transport gleich mitgeliefert werden, erreicht der Großteil tatsächlich seinen Bestimmungsort.

Die Boote mit ihrer Fracht sind sozusagen die Chelate, also "organische Trägerstoffe mit anorganischen Insassen".
Sie können sowohl natürlich vorkommen als auch künstlich hergestellt werden.
Calcium- Laktat aus Milchprodukten ist ein Beispiel für ein natürlich vorkommendes Chelat, Zink- Histidin findet man z. B. als Nahrungsergänzungsprodukt.

Zufuhrempfehlungen

Erschwerend kommt auch hier hinzu, dass der Bedarf zum Teil kontrovers diskutiert wird und abschließende wissenschaftliche Klärungen oft noch ausstehen.
Aufgrund des individuell stark variierenden Bedarfs und des unterschiedlichen Gehalts in Böden und Nahrungsmitteln ist es schwer möglich, abschließend Empfehlungen abzugeben.
Individuelle Sicherheit bezüglich Unter- oder Überversorgung können eine Blut- oder Haaranalyse geben, wobei die Haaranalyse über einen längeren Zeitraum Auskunft geben kann.

Zusammenfassung

1.) Mineralstoffe sind anorganische Substanzen.
Sie sind nicht von Lebewesen erzeugt und keine Nährstofflieferanten.

2.) Sie sind alle wasserlöslich, in Wasser gelöst nennt man sie Elektrolyte.
Es besteht ein enger Zusammenhang mit dem Flüssigkeits- und dem Säure- Basen- Haushalt in unserem Körper.

3.) Sie sind zum Teil essentiell, also lebensnotwendig für den Menschen und müssen mit der Nahrung zugeführt werden.
Je nach Bedarf bzw. Vorkommen im Organismus unterscheidet man zwischen Mengen- und Spurenelementen.
Die Mengenelemente kommen in größeren Mengen in unserem Körper vor, die Spurenelemente nur in Spuren.
In großen Mengen sind die Spurenelemente giftig.

4.) Mineralstoffe haben die unterschiedlichsten Aufgaben in unserem Organismus.
So gut wie alle Prozesse werden von ihnen beeinflusst, wobei die Mengenelemente vorrangig am Aufbau der Körpersubstanz beteiligt sind und die Spurenelemente eher als Helfer bzw. Regler fungieren.

Ihre persönlichen Orientierungsaufgaben

Da mir hier aus den genannten Gründen eine Analyse des Ernährungsprotokolls auf den Mineralstoffgehalt als so gut wie unmöglich erscheint, entfallen entsprechende Aufgaben in diesem Kapitel.

Bastian van Burgen

Mein

Ernährungstrainer

Kapitel 7:

sekundäre Pflanzenstoffe

Kapitel 7

Sekundäre Pflanzenstoffe

Allgemein

In jüngster Zeit rücken diese Bestandteile der Pflanzen immer stärker ins Interesse von Ernährungsmedizinern und auch der Öffentlichkeit.
Sie werden in geringen Mengen von den Pflanzen gebildet, um sich vor UV- Strahlungen, Fressfeinden, Bakterien- oder Pilzbefall zu schützen.
Sie spielen aber auch eine wichtige Rolle bei der Erhaltung und der Verbreitung der Art, indem sie durch Aromen und Farben Lebewesen (z.B. Insekten) anlocken, die die Samen und Pollen dann weiter verbreiten.
Aufgrund ihrer Eigenschaften und weil sie keine Energielieferanten sind, wurden diese Stoffe lange Zeit als nicht essentiell und zum Teil als schädlich oder gar giftig für uns Menschen eingestuft.
Mittlerweile stellte man jedoch fest, dass einige durchaus gesundheitsfördernde Eigenschaften besitzen.
Einige dieser sekundären Pflanzenstoffe können nämlich antioxidativ wirken, das Immunsystem stärken, vor Krankheitserregern wie Bakterien, Pilzen und Viren schützen und sogar Krebs vorbeugen.
Andere wirken sich, je nach Dosierung, tatsächlich schädlich oder giftig auf unseren Organismus aus.
Die genauen Wirkungsmechanismen im menschlichen Organismus sind derzeit noch weitestgehend unbekannt.
Man nimmt an, dass mehrere 10.000 dieser Stoffe existieren, zur Zeit sind erst einige 1000 bekannt.
Man unterscheidet verschiedene Gruppen.
Es folgt nun ein kleiner Überblick über Wirkung und Vorkommen einiger, für den Menschen als nützlich eingestufter Gruppen.
Bitte haben Sie Verständnis, dass, aufgrund des derzeit unzureichenden Wissensstandes, Empfehlungen zum Bedarf fehlen.
Dieser Überblick ist also rein informativ.

Überblick

Carotinoide
-krebsvorbeugende Wirkung
-entzündungshemmend

Quellen
Karotten, Aprikosen, Spinat

Glucosinolate (Senfölglykoside, Aromastoffe)
-krebsvorbeugende Wirkung (Darmkrebs)
-antioxidativ
-senken LDL-Cholesterin
-stärken Immunsystem
-töten Keime ab

Quellen
Meerrettich, Kohl, Senf

Phytosterine
-senken Cholesterinspiegel

Quellen
Kaltgepresste Öle, Ölsamen

Saponine
-senken Cholesterinspiegel
-wahrscheinlich krebsvorbeugende Wirkung
-töten Keime ab

Quellen
Hülsenfrüchte, Zwiebeln, Knoblauch

Terpene
-senken Krebsrisiko
-senken Cholesterinspiegel
-töten Keime ab

Quellen
Pfefferminzöl, Öle aus Citrus- Früchten, Kümmel

Polyphenole (Flavonoide, Phenolsäuren)
-senken Krebsrisiko
-vermindern Thromboserisiko
-senken Herzinfarktrisiko
-steigern die Wirkung von Vitaminen
-antioxidativ
-töten Keime ab

Quellen
Obst, Gemüse, Vollkorn, Wein, Gingko, Zitronenmelisse

Sulfide
-senken wahrscheinlich Krebsrisiko
-senken Herzinfarkt- und Schlaganfallrisiko
-töten und hemmen die Bildung von Keimen
-senken Krebsrisiko

Quellen
Zwiebeln, Broccoli, Knoblauch

Phytohormone

-sind den menschlichen Hormonen in Struktur und Wirkung sehr ähnlich
-können Krebsrisiko senken
-antioxidativ
-können Cholesterinspiegel senken (Soja)

Quellen (den weiblichen Geschlechtshormonen ähnlich)
Soja, Hopfen (Bier), Vollkorn, Ölsamen

Quellen (den männlichen Geschlechtshormonen ähnlich)
Hafer, Ginseng

Koffein
(gehört zur Gruppe der Alkaloide, diese wirken direkt auf den
Organismus und sind meist bitter, oft auch giftig)
-Stimulanz
-erhöht Blutdruck
-erweitert Bronchien
-fördert die Wasserausscheidung
-Anregung der Darmtätigkeit

Quellen
Kaffee, Mate, Cola, Guarana, Energy -Drinks, Tee
(Kakao und Schokolade enthalten das, dem Koffein verwandte
Theobromin, dessen Wirkung aber schwächer ist)

Aufgrund unterschiedlicher Funktionen und Vorkommen in
Lebensmitteln sollte bei der Auswahl von Obst und Gemüse entsprechend
variiert werden!

Eine Aufnahme von isolierten Wirkstoffen kann zum Wirkungsverlust
führen!

Durch zahlreiche Faktoren wie Zucht, Zeitraum des Anbaus, Erntezeit,
Lagerung, Transport, Verarbeitung, Zubereitung, Anbaugebiet und Wetter
kann der jeweilige Gehalt in den Pflanzen stark variieren.

Den höchsten Gehalt an sekundären Pflanzenstoffen weisen rein
biologisch angebaute Pflanzen auf.

Zufuhrempfehlungen

Wer sich an die Empfehlungen zum täglichen Obst- (250g) und
Gemüseverzehr (400g) hält, sollte ausreichend sekundäre Pflanzenstoffe
zu sich nehmen.
Wichtig ist zu variieren und reif geerntetes Obst- bzw. Gemüse zu
bevorzugen, möglichst aus biologischem Anbau.

Zusammenfassung

1.) Sekundäre Pflanzenstoffe werden von Pflanzen zu ihrem Schutz oder zur Verbreitung gebildet, sie sind keine Energielieferanten.

2.) Sie zählen bislang nicht zu den für den Menschen als essentiell bezeichneten Stoffen, können aber sehr wohl gesundheitsfördernde Auswirkungen auf unseren Organismus haben.

Ihre persönlichen Orientierungsaufgaben

Analysieren Sie Ihr Ernährungsprotokoll:
Variieren Sie regelmäßig Obst- und Gemüsesorten?

Notieren Sie sich die Ergebnisse!

Bastian van Burgen

Mein

Ernährungstrainer

Kapitel 8:

Grundlagen einer gesunden Ernährung

Kapitel 8

Grundlagen einer gesunden Ernährung

Allgemein

Die Speicherfähigkeit

Dass sich der Mensch so weit entwickelt hat, verdankt er nicht zuletzt seinem äußerst anpassungsfähigen Organismus.

In der Vorzeit ernährte sich der Mensch hauptsächlich von Früchten und Wurzeln, die er fand, aber auch von Tieren, die er von Zeit zu Zeit erlegte.

Da das Angebot sehr stark variierte, zu manchen Zeiten war Nahrung im Überfluss vorhanden, zu anderen Zeiten gab es so gut wie nichts Essbares weit und breit, war der Organismus gezwungen Vorsorge für schlechte Zeiten zu treffen, oder der Mensch wäre ausgestorben.

Er speicherte also in guten Zeiten die Energie, die er gerade nicht benötigte, um in schlechten Zeiten darauf zurückgreifen zu können.

Auch wenn mittlerweile einige tausend Jahre vorbeigegangen sind und zumindest in unseren Breiten derzeit kein größerer Nahrungsengpass zu erwarten ist, sind uns diese lebenswichtigen Funktionsweisen erhalten geblieben.

Bei einer Aufnahme von Kohlenhydraten, die heutzutage in der Regel den Großteil unserer Energiezufuhr ausmachen, steigen bekanntermaßen Blutzucker- und Insulinspiegel.

Steigt der Blutzuckerspiegel nun übermäßig an, sorgt das Insulin dafür, dass derzeit nicht benötigte bzw. derzeit nicht verwertbare Energie nicht verlorengeht, und speichert diese in Form von Fett, um für schlechtere Zeiten gewappnet zu sein. (siehe dazu auch Kapitel 1, Kohlenhydrate)

In diesen schlechteren Zeiten fallen Blutzucker- und Insulinspiegel ab, weil keine oder nur ungewohnt wenig Energie zugeführt wird.

Da wir aber für alle möglichen Prozesse Energie benötigen, schüttet der Körper nun ein Hormon namens Glucagon aus.

Dieses Hormon sorgt nun dafür, dass sowohl die in Form von Fett
gespeicherte Energie als auch Eiweißstrukturen aus der Muskulatur zur
Energieversorgung bereitgestellt werden.

Halten wir also nochmals fest:
1.) Bei einem hohen Insulinspiegel kommt es zu keiner Fettverbrennung!
2.) Erst wenn der Glucagonspiegel steigt, greift der Körper auf seine
Reserven zurück!

Die Zusammensetzung des Körpers

Wenn wir heute von Übergewicht sprechen, meinen wir in der Regel
einen erhöhten Fettanteil.
Die wenigsten von uns sind wohl zu schwer aufgrund übermäßig
ausgeprägter Muskulatur.
Ausnahmen wären hier sogenannte Bodybuilder oder Kraftsportler, die
Jahre bis Jahrzehnte mit Training und spezieller Ernährung verbringen,
um ihre Ziele zu erreichen.
Aufgrund des extrem hohen Aufwands, selbst bei sehr guter Veranlagung,
sind derartige Entwicklungen beim Normalbürger so gut wie
ausgeschlossen.
Ziel von Diäten bzw. Programmen zur Gewichtsreduktion ist also
vorrangig die Senkung des Körperfettanteils.

Die Bestimmung des Körperfettanteils

Es gibt verschiedene Möglichkeiten seinen Anteil an Körperfett zu
bestimmen, leider sind die Ergebnisse oftmals eher Richtwerte.
Am bekanntesten sind:

Die Messung mittels Kaliper
-Hier wird die Dicke der Hautfalten an verschiedenen Stellen gemessen.
-Aufgrund individueller Eigenheiten sollte darauf geachtet werden, dass
immer dieselbe Person die Messung vornimmt und immer dieselben
Punkte gemessen werden.

Fazit: Genauigkeit ist abhängig vom Vermesser.

Die elektronische Impedanzanalyse
-Die Messung erfolgt über ein elektromagnetisches Feld.
-Flüssigkeits- und Elektrolythaushalt beeinflussen das Messergebnis.
-Herkömmliche Geräte haben oftmals Schwächen.

Fazit: Genauigkeit ist abhängig vom Gerät.

Der Body- Scan
-Messung der Muskulatur- und Fettschichten erfolgt mittels Ultraschall.
-Flüssigkeits- und Elektrolythaushalt beeinflussen das Messergebnis.
-Das Verhältnis von Fett zu Muskulatur ist an den verschiedensten Stellen sichtbar.

Fazit: sehr genaue und angenehme Messvariante

Normwerte in %, nach Geschlecht und Alter

Frauen

Alter	sehr gut	gut	befriedigend	schlecht
20-24	bis 21,9	bis 24,9	bis 29,9	ab 30
25-29	bis 21,9	bis 25,4	bis 30,1	ab 30,2
30-34	bis 22,9	bis 26,4	bis 30,4	ab 30,5
35-39	bis 23,9	bis 27,9	bis 31,4	ab 31,5
40-44	bis 25,4	bis 28,8	bis 29,4	ab 33
45-49	bis 27,4	bis 30,8	bis 33,9	ab 34
50-54	bis 28,7	bis 32,2	bis 35,3	ab 35,4
55-59	bis 29,9	bis 32,8	bis 36,5	ab 36,6
ab 60	bis 30,9	bis 33,9	bis 37,2	ab 37,3

Der durchschnittliche Körperfettanteil ist aufgrund geschlechtsspezifischer Merkmale höher als der von Männern. Er sollte 12% nicht dauerhaft unterschreiten.

Männer

Alter	sehr gut	gut	befriedigend	schlecht
20-24	bis 14,9	bis 18,9	bis 22,9	ab 23
25-29	bis 16,4	bis 20	bis 23,9	ab 24
30-34	bis 17,8	bis 21,3	bis 25	ab 25,1
35-39	bis 18,9	bis 22,4	bis 26	ab 26,1
40-44	bis 20,3	bis 23,3	bis 26,7	ab 26,8
45-49	bis 21,4	bis 24,4	bis 27,3	ab 27,4
50-54	bis 22,1	bis 25,1	bis 28,1	ab 28,2
55-59	bis 22,7	bis 25,7	bis 28,7	ab 28,8
ab 60	bis 23,4	bis 25,9	bis 29,3	ab 29,4

Der empfohlene Mindestfettanteil des Körpers liegt hier bei 7%.

Weitere Einordnungsmöglichkeiten

Neben der Messung des Körperfettanteils existieren noch weitere Möglichkeiten den körperlichen Zustand, bezogen auf das Gewicht, festzustellen.

Der BMI

Der BMI ist als grober Richtwert zu verstehen, da die körperliche Zusammensetzung (Verhältnis Fett/Muskulatur) nicht berücksichtigt wird. Er bezieht sich lediglich auf Größe und Gewicht.
Da Muskulatur aber schwerer ist als Fett, kann ein Mensch mit einem hohen Fettanteil hier paradoxerweise als weniger gefährdet eingestuft werden als einer mit besser ausgeprägter Muskulatur und einem geringeren Anteil an Körperfett.

Berechnung
BMI=   Gewicht in Kilogramm
       Größe in m²

Die Normwerte liegen bei Frauen zwischen 19 und 24, bei Männern zwischen 20 und 25.

Je niedriger der errechnete BMI, desto größer ist die Tendenz zu Magersucht, wenn er unter den genannten Werten liegt.

Je höher der errechnete BMI, desto höher ist die Tendenz zu Übergewicht, wenn er über den genannten Werten liegt.

Das Taille-Hüft-Verhältnis (WHR bzw. THV)

Neben Auswirkungen auf das Attraktivitätsempfinden legen Studien einen Zusammenhang zwischen einem erhöhten THV (vermehrt Fettanlagerungen im Bauchbereich) und einem deutlich erhöhten Risiko für Herz- Kreislauf- und Stoffwechselerkrankungen nahe.

Berechnung

$$THV = \frac{Taillenumfang}{Hüftumfang}$$

Der Taillenumfang wird in Höhe des Nabels, der Hüftumfang an der dicksten Stelle der Hüfte (Po) gemessen.

Das Ergebnis sollte bei Männern nicht über 1,0 und bei Frauen nicht über 0,85 liegen.

Je höher der Wert über diesen Normwerten liegt, desto stärker steigt das Risiko für Erkrankungen wie Diabetes, Bluthochdruck, Arteriosklerose etc.

Gewichtsreduktion- Abbau von Körperfett

Um Körperfett abzubauen, ist es notwendig, den Insulinausstoß möglichst gering zu halten und den Glucagonausstoß zu stimulieren.(siehe dazu auch Kapitel 1, Kohlenhydrate)

Durch den Ausstoß von Glucagon werden neben Fett aber auch muskuläre Strukturen (Eiweiße) abgebaut und zur Energieversorgung herangezogen.

Weil diese ebenfalls Energie benötigen würden, senkt der Organismus auf diese Weise zusätzlich seinen Energiebedarf, denn je mehr Muskulatur, desto mehr Energie wird ja benötigt.

Da aber gespeichertes Fett in der Muskulatur verbrannt wird, ist ein
Erhalt dieser Strukturen äußerst ratsam und ein erhöhter Eiweißanteil in
der Nahrung unbedingt zu empfehlen.
Daneben bleibt festzuhalten, dass durch einen erhöhten Eiweißanteil
zusätzlich die Glucagonausschüttung verstärkt und der Energiebedarf
insgesamt gesteigert wird.(siehe dazu auch Kapitel 2,Eiweiße)
Bei den meisten herkömmlichen Diäten werden diese Zusammenhänge
nicht oder nur schlecht berücksichtigt, es passiert folgendes: die
Energiezufuhr wird drastisch gesenkt, der Körper verliert anfangs viel
Gewicht durch den Abbau von Muskulatur (Muskeln sind schwerer als
Fett), der Fettanteil selbst verringert sich aber nur langsam.
Unter Umständen kann sogar der relative Fettanteil durch Verlust von
Muskulatur gestiegen sein, da dieser ja in Prozent angegeben wird.
Durch derartige Programme wird der Organismus außerdem in einen
Mangelzustand versetzt.
Wird nach Beendigung der Diät, so man durchgehalten hat, zu den alten
Gewohnheiten zurückgekehrt, speichert der Körper vermehrt Energie in
Form von Fett, denn er will ja auf den nächsten Mangel vorbereitet sein.
Dieser Effekt ist auch als Jojo- Effekt bekannt.

Die Nährstoffverteilung über den Tag

Entscheidend für die Funktionsfähigkeit von Gewichtsreduktions- und
Fettabbauprogrammen im Alltag und den Erhalt der Leistungsfähigkeit ist
eine, dem Biorhythmus angepasste, Nährstoffverteilung.
Je nach Bedarf und Tagesablauf variieren der Kohlenhydrat- und der
Eiweißanteil, der Fettanteil sollte insgesamt im Rahmen gehalten werden.
Zum Frühstück benötigen wir dringend Energie, um die Speicher
aufzufüllen und so leistungsfähig und belastbar für den Tag zu sein.
Deshalb sollten hier vorrangig Kohlenhydrate verzehrt werden, wobei
selbstverständlich die komplexen, mit einem niedrigen bis mittleren
glykämischen Index zu bevorzugen sind.
Als erste Zwischenmahlzeit folgt die Gemüsemahlzeit.
Das Gemüse sollte möglichst roh verzehrt und täglich variiert werden.
Es leistet einen Beitrag zu einem ausgeglichenen Säure- Basen- Haushalt,
zur Versorgung mit Mineralstoffen, Vitaminen, sekundären
Pflanzenstoffen und sättigt sehr gut.
Biologisch angebautes Gemüse ist dabei erste Wahl.
Aufgrund dieser Sättigung zwischendurch kann das folgende Mittagessen
etwas kleiner ausfallen als vorher üblich.

Hier können kohlenhydrat- und eiweißreiche Nahrungsmittel, also ein für unsere Breiten normales Mittagessen, verzehrt werden.
Zu beachten ist natürlich der Fettanteil (Saucen, Fleisch etc.).
Da das Mittagessen nun etwas geringer portioniert ist, wird der bei vielen sonst vorkommende Leistungseinbruch kurz nach dem Essen abgeschwächt.
Um die Reserven für den Rest des Tages aufzufrischen, aber auch um sich mit wichtigen Vitaminen und sekundären Pflanzenstoffen zu versorgen, folgt als 2. Zwischenmahlzeit die Obstmahlzeit.
Das Obst, möglichst aus biologischem Anbau, sollte frisch und roh verzehrt werden, auf eine ständig wechselnde Vielfalt ist ebenfalls zu achten.
Wer es süß mag, kann als Dessert gern einen hochwertigen Eiweißdrink untermischen.
Zum Abendessen, das mindestens 2 Stunden vor dem Schlafengehen beendet sein sollte, werden Kohlenhydrate weitestgehend gemieden.
Stattdessen dominieren eiweißreiche Lebensmittel wie Fisch, Eier und Geflügelfleisch.
Als Beilage können Gemüse, wie Salate, mit einem Schuss Olivenöl gewählt werden.
Durch diese Eiweißmahlzeit wird die Grundlage für eine optimale Regeneration im Schlaf gelegt. Gleichzeitig wird der Stoffwechsel reorganisiert und die Fettverbrennung angeregt.
Ausreichend Schlaf (etwa 7-8 Stunden) sollte gewährleistet sein.
Selbstverständlich sind eine ausreichende Flüssigkeitszufuhr und ausreichend Bewegung.

Beispiel für eine Mahlzeitenverteilung über den Tag

7.00 Uhr:
Aufstehen

8.00 Uhr:
Kohlenhydratmahlzeit, z. B.: Müsli

10.30 Uhr
Gemüsemahlzeit, z.B.: Rohkostsalat

13.00 Uhr:
Mittagessen, z.B.: Kartoffeln mit Magerquark

15.30 Uhr:
Obstmahlzeit, z.B.: frischer Obstsalat

20.00 Uhr:
Abendessen, z.B.: Rührei mit Pilzen, Eiweißdrink

23.00 Uhr:
Schlafengehen

Durch dieses System werden bei Gesunden Übergewicht und hoher
Körperfettanteil langfristig wirkungsvoll bekämpft und die allgemeine
Leistungsfähigkeit bleibt verbessert sich zusätzlich.
Es sollte daher dauerhaft angewendet werden.
Aufgrund der 5 Mahlzeiten fallen die einzelnen Portionen natürlich
kleiner aus als bei 3 Mahlzeiten am Tag. Sie sollten deshalb so portioniert
sein, dass bei langsamem, genussvollem Essen ein länger anhaltendes
Sättigungsgefühl eintritt, zur nächsten Mahlzeit aber wieder Appetit
besteht.
Die Zeiten im Beispiel sind keine Richtwerte und können, je nach
Tagesablauf, individuell variieren!
Finden Sie anhand Ihres Ernährungsprotokolls Ihren eigenen Rhythmus
und nehmen Sie die Mahlzeiten dann möglichst immer zu festen Zeiten
ein.

Allgemeine Grundlagen

-achten Sie auf eine ausreichende Flüssigkeitszufuhr
(mind. 2,5 L pro Tag)
-die Nahrungsmittel sollten so wenig wie möglich verarbeitet sein
-verzehren Sie den größten Teil an Obst und Gemüse in frischem und
unerhitztem Zustand
-bevorzugen Sie biologisch erzeugte Lebensmittel aus der Region
-achten Sie bei der Zubereitung auf die Hitzebeständigkeit von Fetten
-bereiten Sie schonend und fettarm zu (Dämpfen, Garen, Dünsten,
Grillen), ein Anbrennen sollte unbedingt vermieden werden
-nutzen Sie als Brotaufstrich Reformmargarinen, bei normalen
Blutfettwerten ist Butter möglich (sparsam!)
-verwenden Sie Saucen sparsam
-nutzen Sie kalt gepresste Öle aus dunklen Flaschen, die Sie
lichtgeschützt lagern

-meiden Sie künstliche Zusatzstoffe in Lebensmitteln
(Geschmacksverstärker, Farbstoffe, Konservierungsstoffe)
-bevorzugen Sie vollwertige, ballaststoffreiche Lebensmittel
-zu beachten ist, dass eine Umstellung von ballaststoffarmer auf
ballaststoffreiche Kost unbedingt schrittweise und langsam erfolgen
sollte, da sich das gesamte Verdauungssystem umstellen und anpassen
muss
-achten Sie auf Vielfalt, vor allem bei Obst und Gemüse
-seien Sie eher sparsam mit rotem Fleisch und roter Wurst, bevorzugen
Sie weißes Fleisch (Fisch, Geflügel)
-bei Konsum von rotem Fleisch (z.B.: Rindersteak) nutzen Sie
Hülsenfrüchte (Erbsen, Bohnen) als Beilage und achten Sie auf eine nicht
zu hitzeintensive Zubereitung
-essen Sie 2- 3 mal in der Woche Fisch
-nehmen Sie die Mahlzeiten möglichst zu den gleichen Zeiten ein
-essen Sie langsam und mit Genuss, suchen Sie sich einen Platz, wo Sie
ungestört essen können
-bevorzugen Sie Kohlenhydrate mit einem niedrigen bis mittleren
glykämischen Index
-nutzen Sie hochwertige Eiweißquellen!
-bewegen Sie sich ausreichend, Aktivität und Ernährung sind
grundsätzlich abhängig voneinander
-schlafen Sie ausreichend (7-8 Std. am Tag)
-schränken Sie das Rauchen ein, neben den bekannten schädlichen
Auswirkungen auf die Gesundheit (Radikale, Gift) werden die Blutgefäße
verengt und so Regeneration, Fettabbau und allgemeine
Leistungsfähigkeit gemindert

Individuelle Unterschiede

Vielen war es bereits klar, es gibt tatsächlich Unterschiede in der
Veranlagung.
Einige können "essen, was sie wollen," und nehmen nicht oder nur
langsam zu, andere haben das Gefühl "schon vom Zusehen" dick zu
werden.
Man unterscheidet prinzipiell zwischen 3 verschiedenen Körpertypen.
Dabei ist zu beachten, dass in der Regel Mischtypen auftreten, in denen
einer der Haupttypen mehr oder weniger überwiegt.
Versuchen Sie einzuschätzen, zu welchem Typ Sie am ehesten tendieren.

Es folgt nun ein Überblick über die 3 Haupttypen:

<u>Der schlanke Typ</u>

Merkmale
-schlank bzw. dünn
-nimmt verhältnismäßig schwer an Gewicht zu
-baut relativ schlecht Muskulatur auf
-meist groß gewachsen
-eher dünne, feingliedrige Arme, Beine, Finger und Zehen
-lang wirkender Hals
-schmale Schultern
-Unterkörper wirkt oft kräftiger als Oberkörper
-Becken oft breiter als Schultern
-insgesamt wenig Fettablagerungen, wenn, dann bevorzugt im Bereich
Hüfte-obere Oberschenkel
-lange, dünne Muskulatur
-meist sehr beweglich
-oft Haltungsprobleme, -schäden
-lang anhaltende Wachstumsphasen in Kindheit und Jugend
-oft niedriger Blutdruck, z. Teil erhöhter Puls
-relativ empfindliches Nervensystem
-eher kälteempfindlich
-langsame Regeneration nach höheren Belastungen

sportliche Empfehlung
1.) regelmäßiges Kraffttraining mit mittlerer Intensität, vor allem der
stützenden Muskulatur
2.) lockeres Ausdauertraining ausreichend
3.) Sportarten, in denen die Größe gut ausgenutzt werden kann
(Basketball, Volleyball)

Ernährungsempfehlung
Auf den ersten Blick hat dieser Typ Vorteile, da er von Haus aus schlank
ist und ihm Ernährungssünden sehr leicht verziehen werden.
Allerdings sollte das Taille- Hüft-Verhältnis gezielt im Auge behalten
werden.
Wichtig sind hier vor allem eine gesteigerte Kalorienzufuhr insgesamt,
ein erhöhter Anteil an hochwertigem Eiweiß für die Muskulatur und eine
ausreichende Versorgung mit Gemüse und viel Obst.

Der kräftige, muskulöse Typ

Merkmale
-oft etwas kleiner gewachsen
-muskulöser, eher kantiger Körper
-V-Form, Schultern breiter als Becken
-kräftige Arme und Beine
-feste, dickere Haut und Haare
-frühe, eher gleichmäßige Entwicklung in der Jugend
-gute bis sehr gute Ausbildung der Muskulatur
-baut sehr schnell, möglicherweise aber auch recht ungleichmäßig,
Muskulatur auf
-gerade Körperhaltung
-starker Knochenbau
-kantiges Gesicht, ausgeprägter Kiefer- und Wangenknochen
-wenig kälteempfindlich
-Fettablagerungen bevorzugt an Bauch und Hüfte
-geringere Beweglichkeit
-schnelle Regeneration auch nach hohen Belastungen
-nimmt verhältnismäßig leicht zu oder ab
-guter Appetit

sportliche Empfehlung
1.) ausgewogenes, ausgleichendes Kraft- und Ausdauertraining
2.) sehr gute Veranlagung für Schnellkraftsportarten
3.) sollte sich vielfältig betätigen
4.) Trainingsintensitäten im mittleren bis hohen Bereich

Ernährungsempfehlung
Dieser Typ hat sowohl in punkto sportlicher Leistungsfähigkeit als auch
in Bezug auf Gewichtsregulierung (Ab- und Zunehmen) Vorteile.
Bei geringer Aktivität neigt auch er aber zu Fetteinlagerungen, bevorzugt
an Bauch und Hüfte.
Zu empfehlen ist hier ganz allgemein eine ausgewogene Mischkost mit
Bezug zur Aktivität.

Der füllige Typ

Merkmale
-meist kleiner gewachsen
-kurz wirkende Arme und Beine
-rundliche Körperform
-rundliches Gesicht
-kurz wirkender Hals
-starker bis sehr starker Knochenbau
-nimmt sehr schnell zu, nur sehr schwer ab
-langsamer Stoffwechsel
-neigt zu schnellem Fettansatz, besonders im Bauch- Hüft- Bereich
-gleichmäßiges Wachstum in Kindheit und Jugend
-Eintritt der Pubertät vergleichsweise spät
-neigte als Kind bereits zu Körperfülle
-Schulterbreite gleicht Beckenbreite
-meist sehr kräftig
-wenig kälteempfindlich, mag meist keine große Feuchtigkeit
-guter Appetit
-dickere, weiche Haut
-gute Körperhaltung
-regeneriert gut

sportliche Empfehlung
1.) regelmäßiges, lockeres Ausdauertraining von längerer Dauer
2.) regelmäßiges Krafttraining
3.) gute bis sehr gute Veranlagung für Kraftsportarten

Ernährungsempfehlung
Dieser Typ muss sein Leben lang auf die Ernährung achten und möglichst
regelmäßig Sport treiben, um sein Gewicht zu kontrollieren.
Empfohlen wird eine vergleichsweise geringe Kalorienzufuhr mit
komplexen Kohlenhydraten und einer erhöhten Eiweißzufuhr. Die
Fettzufuhr sollte sich auf das Notwendigste beschränken. Obst und vor
allen Dingen Gemüse nehmen einen zentralen Bestandteil ein.

Zusammenfassung

1.) Die Zusammensetzung des Körpers (Körperfettanteil) ist von elementarer Bedeutung!
2.) Bei einem erhöhten Insulinspiegel kommt es zu keiner Fettverbrennung!
3.) Erst wenn der Insulinspiegel sinkt und der Glucagonspiegel steigt, greift der Körper auf seine Reserven zurück!
4.) Man unterscheidet zwischen 3 verschiedenen Hauptkörpertypen, wobei in der Regel Mischformen, in denen einer dieser Typen dominiert, auftreten!

Ihre persönlichen Orientierungsaufgaben

In welchem der 3 Körpertypen erkennen Sie sich am ehesten wieder? Leiten Sie daraus Ihre Empfehlung ab!

Analysieren Sie Ihr Ernährungsprotokoll, stimmen Sie es mit dem beschriebenen System auf Ihre eigenen Gegebenheiten ab und setzen Sie es dauerhaft um!

Sie werden merken, dass Sie zwischenzeitlich schon einiges verändert haben.
Bleiben Sie am Ball und kontrollieren Sie sich in regelmäßigen Abständen, etwa vierteljährlich, mit einem Ernährungsprotokoll nochmals selbst.
Diesen Kontrolltermin legen Sie bitte möglichst jetzt schon fest.

Ich hoffe, Sie hatten Freude und wünsche Ihnen viel Erfolg!

Ihr Bastian van Burgen

Zum Autor

Der Autor ist Experte in den Bereichen Gesundheit und Ernährung.
Er ist ausgebildeter Fitnessfachwirt, Lehrer für Fitness, Gesundheit und
Sportrehabilitation und diplomierter Fitnesslehrer mit A-Lizenz.
Nach einigen Stationen im Ausland, in denen er verschiedene Ansätze
und Arbeitsweisen kennenlernte, kehrte er nach Deutschland zurück und
ist unter anderem als Ausbilder, Ernährungsberater und Personal-Coach
im gesamten deutschsprachigen Raum tätig.
Nach jahrelangen Erfahrungen, besonders im Bereich Ernährung, stellt er
nun einer breiten Leserschaft verständliches und anwendbares
Hintergrundwissen zur Verfügung.

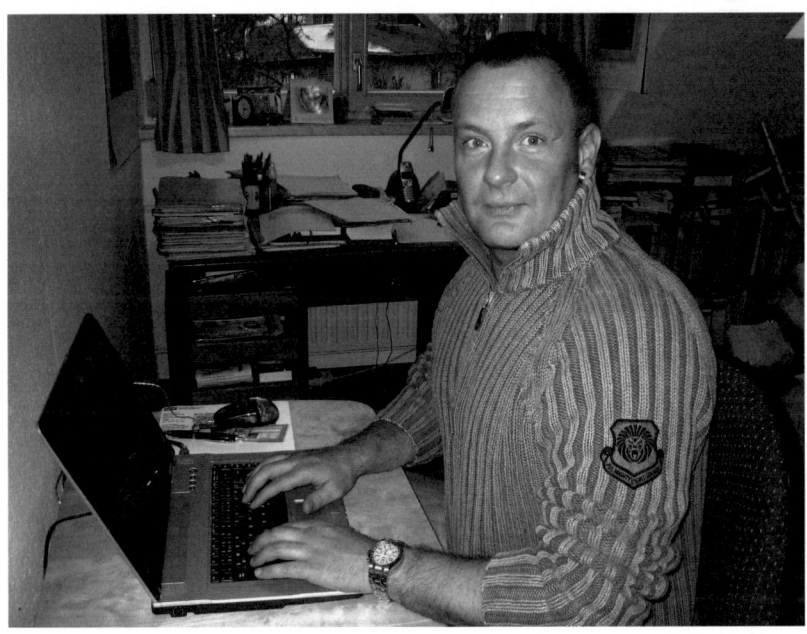

Haftungsausschluss:
Dieses Buch basiert auf derzeit aktuellen Erkenntnissen und ist sorgfältig überprüft. Es erhebt jedoch keinerlei medizinische Ansprüche und ersetzt keinesfalls eine ärztliche Beratung oder Betreuung. Der Leser selbst entscheidet über eine Umsetzung der in diesem Buch enthaltenen Anregungen.
Aus diesem Grunde ist eine Haftung grundsätzlich ausgeschlossen.

Alle Rechte vorbehalten!
Nachdruck, auch auszugsweise, und/oder anderweitige Verbreitung durch
Internet, Fernsehen, Funk, Foto, Film, Tonträger bzw. sonstige
Datensysteme sind nur mit schriftlicher Genehmigung von Autor und
Verlag gestattet.

©2009 Blickfeld Verlag
Postfach: 221155
04131 Leipzig

Herstellung: Books on Demand GmbH, Norderstedt

ISBN 978-3-9813376-0-0